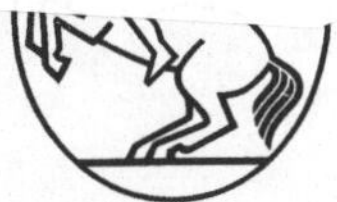

Gerhard Pendl

Der Hirntod

*Eine Einführung
in seine Diagnostik
und Problematik*

Springer-Verlag Wien New York

Univ.-Doz. Dr. Gerhard Pendl
Neurochirurgische Universitätsklinik, Wien, Österreich

Mit 19 Abbildungen

CIP-Kurztitelaufnahme der Deutschen Bibliothek

Pendl, Gerhard:
Der Hirntod: e. Einf. in seine Diagnostik u. Problematik / von Gerhard Pendl. —
Wien; New York: Springer, 1986.
ISBN-13:978-3-211-81920-3   e-ISBN-13:978-3-7091-8854-5
DOI: 10.1007/978-3-7091-8854-5

ISBN-13:978-3-211-81920-3

*To the Editor: I read Dr. Black's article on "Brain Death" with little interest.
In 45 years of practice, I have pronounced over 1,800 persons dead.
Not one of them blinked an eye or took a breath thereafter —
and not a one of them had an electrocardiogram or electroencephalogram.
Death is so obvious.*

S. D. Ezell, M. D.

South Main Street
Salem, N.Y.

[N Engl J Med 249 (1978), 1314]

Vorwort

Die zunächst mühevolle, weil noch von vielen Unwägbarkeiten begleitete Auseinandersetzung mit hirntoten Patienten in der Mitte der sechziger Jahre und die Erarbeitung der Hirntodkriterien auch unter der Dringlichkeit der Organspende haben den Grundstein für dieses Buch geschaffen. Den vielen Kollegen, Schwestern und Pflegern, sowohl in Österreich als auch in der Bundesrepublik Deutschland und in den U.S.A., sei hier für ihre Mühe in all diesen Jahren bis zuletzt gedankt. Dank sage ich auch jenen, die mir mit Rat und Kritik zur Seite standen, vor allem Kollegen Dr. Rolf Fröhlich, Linz, für die tatkräftige Ausmerzung der sprachlichen und sachlichen Fehler im Manuskript.
Fräulein Eva Weber aber danke ich für ihren Fleiß bei der Erstellung des Manuskripts. Ihr Enthusiasmus ließ das Vorhaben erst zustande kommen.

Wien, im Juni 1986 Gerhard Pendl

Inhalt

1. Einleitung

Der Tod im Krankenhaus, im Zeitalter des gesetzlichen Anspruches auf Gesundheit und Lebenserhaltung um jeden Preis, führt vor allem auf Intensivstationen zu neuen Denkansätzen. Der technische Aufwand und Fortschritt der Medizin, besonders der reichen Industrienationen, hat nicht nur Verlängerung der Lebenserwartung und Bekämpfung der schwersten Erkrankungen erreicht. Die Technik der lebenserhaltenden Apparate hat auch Probleme geschaffen, die nicht mehr allein innerhalb des medizinischen Fachbereiches diskutiert werden können, da die medizinische Wissenschaft nicht aus den jeweiligen gesellschaftlichen Bedingungen herausgelöst ist (Eid 1984, Wachsmuth 1985). Als Folge der Eskalation der technischen Lebensverlängerung auf Intensivstationen resultiert das Syndrom des Hirntodes. Die medizinisch-rechtlichen Kodifizierungen haben mit dieser Entwicklung lange nicht Schritt halten können. Die dadurch möglich gewordene Organspende nicht allein hat den Begriff des Hirntodes zwangshaft nach jahrelanger Diskussion erwirkt und diese Seite der Medizin kann aber aus dem Gesellschaftsgefüge nicht elitär ausgeklammert werden: Durch technische Verfahren Leben zu erhalten, das kein Leben mehr ist (Wachsmuth 1985). So stellt Wolfle (1970) bedauernd fest, daß der Tod des modernen Menschen in prosaischen Umständen erfolgt, die Prävention und Management schwerer akuter Erkrankungen oft einen verlängerten Sterbevorgang hervorgerufen hat: Nicht mehr die Familie und Freunde begleiten die letzten Stunden des Sterbenden, sondern medizinische Perfektion und Technologie verlängern Vitalzeichen über das Maß der Hoffnung hinaus. In zunehmendem Maß hat sich hier die medizinische Perfektion zu sehr der Lebenserhaltung zugewandt, dabei Sterben, Tod und Besorgung der Angehörigen weggedrängt. Erst in den letzten Jahren ist hier eine Denkumkehr eingetreten und die Wissenschafts- und Technikgläubigkeit wieder von einer nüchternen Menschlichkeit zurückgedrängt worden.

Die seit Jahrhunderten geltende Definition des Todes, mit sistierender Herzaktion und Ausfall der Atmung als prozeßhaftem Vorgang mit Auftreten der Totenflecken und Leichenstarre etc., kann nun durch Überbrückung der Apnoe durch künstliche maschinelle Beatmung und medikamentöse Unterstützung der Herz- und Kreislauffunktion im Rahmen der Intensivmedizin und Reanimationsmedizin erreicht werden. Es geht daher um die Frage, wann der Mensch tot ist — eine Fragestellung, die sich erst durch den Einsatz dieser Reanimationstechnik entwickeln konnte. Diese intensivmedizinischen Möglichkeiten haben bei primären und sekundären Schädigungen des Gehirns mit Hirnödem und folgendem zerebralen Zirkulationsstillstand bis zur Totalnekrose des Gehirns bei schlagendem Herz und artifizieller Beatmung die Notwendigkeit des sicheren Nachweises des Hirntodes entstehen lassen. Durch Überbrückung des Ausfalles vitaler Funktionen wird hier die Zeitspanne zwischen Partialhirntod — prognostisch dem Individualtod entsprechend — und den sicheren Todeszeichen, wie Sistieren der Herzaktion, Leichenflecke und Leichenstarre, im Übermaß gedehnt. Die Bestimmung jenes Zeitpunktes, zu dem der Ausfall der zerebralen Leistungen und somit der Übergang zum Gesamttod irreversibel ist, hat aber im Rahmen der Transplantationschirurgie besondere Bedeutung gewonnen, da dieser Zeitpunkt den frühesten Termin anzeigt, der eine Organentnahme zuläßt. Die Feststellung des Hirntodes kommt dabei nur als Ausschlußdiagnose in Frage, die erst nach adäquaten therapeutischen Bemühungen gestellt werden darf. Diese Todesfeststellung auf neuer Basis und neuen Erkenntnissen wurde zwar durch die Organtransplantation zunächst erzwungen, im weiteren Verlauf durch die Probleme der apparativen Intensivmedizin weiter diskutiert und präzisiert (siehe „Anhang").

In einer Diskussionsbemerkung bei einem Rundtischgespräch über die Hirntod-Diagnostik sagte Kautzky 1968, daß man kein „Kochbuch" zusammenstellen kann, in dem man Anweisungen findet, wie man vorgehen kann, um Reanimationen abzubrechen oder fortzuführen, daß man aber Regeln aufstellen kann, nach denen man entscheiden kann, daß nicht nur der festgestellte Tod zum Verzicht auf Beatmung oder Weiterbeatmung berechtigt, sondern auch eine eindeutige infauste Prognose dazu berechtigen soll.

Die Diagnose des Hirntodes soll und muß praktikabel sein, auch in einem Peripheriespital sollten Voraussetzungen vorhanden sein, die eine gesicherte Diagnose erstellen lassen. Auf alle Fälle soll das Problem klinisch erkannt werden und die Bemühungen um den Problemfall „Hirntod" entsprechend gerichtet werden, gegebenenfalls in Zusammenarbeit mit einem größeren und erfahreneren Krankenhaus oder einer Klinik.

Die Diagnose des Hirntodes unterliegt einem medizinisch-rationellen Vorgehen, die Beendigung einer Reanimation oder die Notwendigkeit einer Organübertragung ist nicht mit emotionalen Überlegungen zu verknüpfen, wenn auch Mitleid und Barmherzigkeit und Hoffen das ärztliche Handeln begleiten. Nur die klare Überlegung wird dem Reanimator das Recht geben, „die Apparate abzunehmen" (Mollaret 1962). Dazu bestehen in den deutschsprachigen Ländern keine rechtsverbindlichen Vorschriften, für die Bundesrepublik Deutschland und die Schweiz Empfehlungen der Ärztekammern (siehe „Anhang").

Wenn sich auch grundsätzlich in den letzten 10 Jahren bezüglich der verschiedenen Hirntodkriterien keine wesentlichen neuen Erkenntnisse erarbeiten ließen (Black 1984, Hacke 1985, Walker 1985), so weist schon 1973 Steinbereithner mit Recht darauf hin, daß eine gesetzliche Kodifizierung weder nötig noch zweckmäßig ist; auch ist nicht abzusehen, inwieweit fortschreitende wissenschaftliche und therapeutische Erkenntnisse zu einem Wandel der derzeit gültigen Ansichten führen können (Holczabek 1973).

Bundesanwalt Kohlhaas kommt bereits 1968 zu der Feststellung, daß die Bestimmung des Todeszeitpunktes nur in den Händen eines Arztes gelegen ist. Dem stehen andere Überlegungen gegenüber, etwa zum Weltkongreß über Medizinisches Recht 1973 in Gent, wo gerade entgegengesetzt postuliert wurde, die Feststellung des Todeszeitpunktes sei eine so schwerwiegende Sache, daß man sie nicht allein in den Händen der Ärzte belassen könne. Ähnlich argumentierte schon 1968 ein Lord Balniel, daß nicht Ärzte und Chirurgen über den Todeszeitpunkt zu entscheiden hätten, sondern ein Gesetzeswerk darüber zu errichten sei.

Kohlhaas (1967, 1968) fordert jedoch, daß das Ärzteteam zur Feststellung des Todeszeitpunktes nur unabhängig vom Transplantationsteam zu sein hat und überdies auch unabhängig von dem akut behandelnden Team. Entscheidend ist die gewissenhafte Todesfeststellung, da nur der Tod selbst und nicht seine gesundheitspolizeiliche Nachfeststellung die entscheidende Zäsur ist. Aber Neurologe, EEG-Spezialist, Neurochirurg und Anästhesist garantieren durch ihr gemeinsames Handeln, daß nicht nur ein lückenloser Nachweis über den Sterbevorgang erbracht wird, sondern daß auch sämtliche Möglichkeiten eines operativen Handelns und der Intensivtherapie zum Tragen kommen. Mit einer eingeleiteten Intensivtherapie, deren Möglichkeit anfangs unbedingt auf eine Wiederbelebung der geschädigten Organfunktionen ausgerichtet ist, werden optimale Chancen für den Sterbenden geschaffen, die gleichzeitig nach Feststellung des irreversiblen Funktionsverlustes des Gehirns im Fall der Organspende bei ausgeschöpfter therapeutischer Hilfe eine maximale Sicherheit für das zu verpflanzende Organ bieten (Pendl *et al.* 1972).

Wenn auch die Grenzen der Reanimation diskutiert werden, dürfen jedoch die Begriffe nicht verwischt werden, nur das Sistieren der gesamten Hirnfunktion im Sinne des Hirntodes darf hier gelten. Bemühungen, die Definition auf ein anderes Konzept abzustellen, wie etwa, daß eine Person ohne Möglichkeiten der höheren zerebralen (integrativen) Leistungen als tot zu betrachten sei, muß hier strikt abgelehnt werden (Browne 1983, Pallis 1982, Tomlinson 1984, Veatch 1975, 1978, 1979, Youngner und Bartlett 1983). Capron (1978) weist darauf hin, daß unter *zerebralem* Tod letztlich nur der Ausfall höherer Hirnfunktionen im Hinblick auf Bewußtsein und Denkvermögen zu verstehen sei, da sowohl willensmäßige als auch reflektorische Hinweise der Reaktivität fehlen. Es entspricht aber nicht den gegenwärtigen und kulturellen Normen, von einem toten Menschen zu sprechen, der wohl keine Reaktionen auf äußere Reize zeigt, spontan keine Äußerungen der Umwelt mitteilt, aber dessen Herz-Kreislauf-Funktion spontan ausreichend *Hirnstamm und Körper* erhält, wie dies bei vielen Reanimationen als Ausgang beobachtet wird. Wir denken hier vor allem an den später erwähnten Fall Karen Ann Quinlan. So belastend diese Defektheilung für Angehörige und auch Pflegepersonal und letztlich auch für die Wohlfahrt ist, so dürfen reanimatorische Bemühungen niemals nur deswegen abgebrochen werden, weil die Wahrscheinlichkeit einer Defektheilung zum Beispiel im Sinne eines apallischen Syndroms erwartet werden muß.

2. Der Zeitfaktor

Der Nachweis des Todeszeitpunktes ist eine konventionelle Festlegung aus rechtsmedizinischen und auch juristischen Gründen, da der Zeitpunkt des Todes mit zahlreichen Rechtsfolgen verbunden ist (Spann 1973). Es wird weniger der Todeszeitpunkt selbst bestimmt als vielmehr entschieden, ob bei einem Individuum zweifelsfrei der Sterbevorgang begonnen hat oder nicht, da im Rahmen der Intensivpflege vor allem Teile der Vitalfunktionen apparativ unterstützt oder überbrückt werden. Denn Sterben ist kein punktioneller Vorgang, sondern eine sich zeitlich hinziehende Desintegration wichtiger Funktionssysteme (Neuhaus 1979). Käufer und Penin (1968) sprechen von effektiver Todeszeit bei der Hirntodbestimmung, weil man den genauen Zeitpunkt des Todeseintrittes für den Einzelfall niemals exakt bestimmen kann. Sie weisen darauf hin, daß dieses Problem rein empirisch und nur am großem Patientengut zu lösen ist bzw. gelöst wurde.

Klinisch jedoch stellt der Hirntod eine „Akutsituation" dar und geht nie in einen chronischen Zustand eines Hirntod-„Syndroms" über, d. h. auch mit außerordentlichen Anstrengungen der Kreislaufunterstützung und maschineller Beatmung stellt sich ein Herzstillstand innerhalb Stunden oder bis maximal 3 bis 5 Tagen ein, nachdem eine völlige Desintegration zerebraler Funktionen festgestellt worden ist.

Die Feststellung des klinischen Todes als Zeitpunkt des Todes eines Individuums mit dem Auftreten der sicheren Todeszeichen ist lediglich für die Leichenbeschau von Bedeutung. Der Leichenbeschauer wird die Todesfeststellung nur auf Grund dieser sicheren Todeszeichen (siehe Seite 7) stellen, als Zeitpunkt des Todes auch auf dem Leichenschauschein gilt aber der Zeitpunkt des klinischen Todes in der vorliegenden Problematik entspricht dies dem diagnostizierten Hirntod (Liebhardt und Wuermeling 1968). Der Wiener Kongreß (Krösl und Scherzer 1973) faßte 1972 den Problemkreis noch unter den Titel „Die Bestimmung des Todeszeitpunktes" zusammen; ein Anspruch auf „Zeitpunkt", der wohl nicht mehr aufrechtzuerhalten ist und in Erkenntnis der Problematik nach mehr als weiterer 13jähriger Diskussion über den Hirntod in diesem Sinne nur als erstmöglichen Zeitpunkt, zu dem man den Hirntod annehmen darf, anzusehen ist. Der nun folgende Akt des Abbruchs weiterer reanimatorischer Maßnahmen wird mit „Toderklärung" zu bezeichnen sein. Bis zum Zeitpunkt des eingetretenen Hirntodes muß der Patient allerdings in ärztlicher Fürsorge bleiben, es muß also bis zu diesem Zeitpunkt noch behandelt werden.

Schon 1968 stellten Liebhardt und Wuermeling fest, daß man zwischen den Zeichen des klinischen Todes (irreversibler Stillstand von Atmung und Kreislauf) und den ersten sicheren Todeszeichen (Totenflecke und Totenstarre) unterscheiden muß. Das Sterben beginnt also mit dem klinischen Tod und dauert über das Auftreten von Todeszeichen hinaus an. Beide Begriffe sind zeitlich eng miteinander verknüpft. Bei der mißlungenen Reanimation allerdings erfolgt eine zeitliche Dehnung des Sterbens und des klinischen Todes; das Sterben selbst aber als biologisches Geschehen hat schon vor der Reanimation eingesetzt, es muß daher ein Festsetzen des Todeszeitpunktes vom biologischen Standpunkt aus in jedem Fall willkürlich sein. Die Frage nach einem Todeszeitpunkt entspricht deshalb eher einem gesellschaftlichen Bedürfnis.

3. Definition

Als klassische Zeichen des Todes versteht man Stillstand von Atmung und Herzaktion und somit auch des Kreislaufs, Ausbildung von Totenstarre, Totenflecke, Absinken der Körpertemperatur und Ausbildung von Hornhauttrübung. Die Totenstarre bildet sich innerhalb von 6 bis 8 Stunden aus und verschwindet wieder nach 48 Stunden. Zu beachten ist, daß Totenflecke mit Hautmarmorierungen im Schock verwechselt werden können; auch sinkt die Körpertemperatur bei Unfällen, Vergiftungen oder Unterkühlungen ab und ist nicht immer als Zeichen des Todes zu werten.

Die klassische Definition versteht unter dem biologischen Tod den irreversiblen Stillstand von Atmung und Kreislauf, verbunden mit dem Aufhören der Tätigkeit des Zentralnervensystems, gefolgt vom Absterben der Gewebe und der Zellen.

Demgegenüber steht der Begriff des Sterbens als Übergang zwischen der vollen Funktionstüchtigkeit des Gesamtorganismus, der Reduzierung, aber noch Erholungsfähigkeit all seiner Funktionssysteme und dem endgültigen irreversiblen Stillstand der lebenswichtigen Funktionen. Diesen Übergang des Sterbens kann man unterteilen in Agonie, den klinischen oder relativen Tod (Individualtod) und den absoluten Tod. Herz, Lunge und Gehirn werden auch die Pforten des Todes (atria mortis) genannt, da das Versagen eines dieser Organe bei Fehlen von äußerer Hilfe in kurzer Zeit, nämlich in Sekunden bis Minuten, auch die beiden anderen in Mitleidenschaft zieht.

Demgegenüber ist der Hirntod als die Totalnekrose des Großhirns, des Kleinhirns und des Hirnstamms zu verstehen, d. h. als irreversible Schädigung und damit Ausfall aller Funktionen und das Unvermögen, vitale Funktionen wie Atmung und Blutdruck aufrechtzuerhalten und vegetative Funktionen zu erhalten (Temperaturregulation, autonome kardiovaskuläre Funktion, gastrointestinale Funktionen).

Ist die klassische Definition des Todes der irreversible Stillstand von Atmung und Kreislauf, so kann die moderne Medizin beide Funktionen künstlich ersetzen. Im Bereich der Intensivmedizin sind diese beiden Kriterien nicht mehr entscheidend für die Feststellung des Todes. Vor allem Spann *et al.* haben schon 1967 gefordert, daß der Tod im Bereich der Intensivpflege auf den Hirntod abzustellen ist, und mit Recht wehrt sich Spann gegen die Auffassung von Gerlach (1969, 1970), daß der Mensch erst tot sei, wenn die letzte Körperzelle verstorben ist. Als Gegenargument gibt

Spann an, daß Spermatozoen etwa bis zu 120 Stunden weiterleben. Käufer und Penin (1968) argumentieren, daß die mit einem funktionierenden fremden Herzen existierenden Individuen nicht tot sind, weil das operativ entfernte eigene Organ aufgehört hat, zu schlagen. Ebensowenig ist mit der homologen Herzübertragung die individuelle Persönlichkeit des Spenders auf den Empfänger übergegangen. An diesem Beispiel machen sie deutlich, daß als Träger individual bestimmter Werte nur das Gehirn angesehen werden kann. In logischer Folgerung muß das Erlöschen der Hirnfunktionen gleichbedeutend mit dem unwiderruflichen Ausfall des Bewußtseins als Tod des Individuums angesehen werden. Unterläßt in diesem Zustand der Arzt weitere Bemühungen, so macht er sich keines Totschlages schuldig (Roxin 1973).

Pearson *et al.* (1978) bezweifeln, ob in allen Fällen des Hirntodes (brain death) auch schon die infratentoriellen Abschnitte des Zentralnervensystems, geschweige denn das Rückenmark, irreversibel geschädigt sind, ohne die Berechtigung der Hirntoddiagnose in diesen Fällen anzuzweifeln, da infratentorielle Strukturen selbst „Bewußtsein" nicht garantieren können. Allerdings sollte hier der Terminus „cerebral death" verlangt werden, der in der Literatur nicht immer ausreichend für die Diagnose Hirntod anerkannt wird (siehe weiter unten). Daher wird im Englischen der Begriff „brain stem death" („Hirnstamm-Tod") gelegentlich verwendet (Pallis 1983).

Das Aufrechterhalten einer maschinellen künstlichen Beatmung und die Gewährleistung eines ausreichenden extrazerebralen Kreislaufes mit Medikamenten kann das Absterben des übrigen Körpers bzw. der meisten Organsysteme um Stunden bis Tage hinausschieben. Schwersterkrankte oder verletzte Patienten, ohne den Einsatz kompliziertester medizinischer Technologie dem sicheren Tod ausgeliefert, werden entweder gerettet, in einem Schwebezustand gehalten oder sterben nach zum Teil langen Bemühungen unter den Zeichen, die auch der Laie als Tod eines Individuums erkennt: das Sistieren des Kreislaufes und der Herzaktion nach bereits vorausgegangenem Aussetzen der Spontanatmung.

Dazwischen hat sich eine Grenzzone geschoben, die von den französischen Autoren als „coma dépasse" bezeichnet wurde (Mollaret und Goulon 1959), ein mit Recht von Schneider (1970) als problematisch bezeichneter Begriff, da das Wort „coma" in diesem Zusammenhang Anlaß zu Fehlinterpretationen gibt. Im deutschen Sprachraum hat sich inzwischen der Begriff „Hirntod" im Sinne der Totalnekrose des Gehirns durchgesetzt, entsprechend dem englischen „brain death"oder dem französischen „mort du cerveau". Sie alle sollen klar und eindeutig dasselbe klinische und pathologische Syndrom erfassen und keinen Zweifel über ihre Bedeutung aufkommen lassen. Begriffe, wie „decerebration", „dissoziierter Hirntod", „dissoziierter Tod", haben sich dazu noch eingebürgert. Weiters finden sich in der Literatur jedoch als problematisch geltende Begriffe: „Dauernder, irreversibler Ausfall der Hirnfunktionen" (Habel und Schneider 1975), „intravitaler Hirntod" (Schneider 1970), „Dezerebrationssyndrom", „Dezerebration" (Wawersik 1968), „irreversibles Bulbärhirnsyndrom" (Gerstenbrand 1973), entsprechend den „brain stem death" (Korein 1978): hier räumt man ein, daß bei kortikaler EEG-Aktivität nicht von Hirntod zu sprechen wäre (Deliyannakis *et al.* 1975), „nécroses massives du système nerveux central" (Molaret und Goulon 1959), „mort du système nerveux central" (Jouvet 1959, Wertheimer *et al.* 1959), „mort de l'encéphale" „anencéphalie aigue (Warter *et al.* 1962), „deanimation" (Kramer 1963), „total necrosis of the brain" (Lindenberg 1961), „totaler Hirninfarkt — total brain infarction" (Ingvar 1971).

Der Begriff des „respirator brain" wird von Hunt *et al.* 1962, Kimura *et al.* 1968, Mosley *et al.* 1976 und Walker 1978 als pathologisch-morphologischer Befund bei Verstorbenen unter den Zeichen der Dezerebration und schließlich klinischem Hirntod verwendet, die über Stunden und Tage künstlich beatmet wurden.

Aus biologisch-definitorischen Gründen sind zum Hirntod folgende Begriffe zu unterscheiden: „Klinischer Tod" (Negovsky 1961) mit fehlender Atmung und Herztätigkeit, innerhalb der Wiederbelebungszeit von 5 bis 10 Minuten voll reversibel, und „sozialer Tod" (Definition der W.F.S.A., zit. Steinbereithner 1969), der dem apallischen Syndrom bzw. einem vegetativen Dasein im *Stupor* oder *Koma* bei erhaltener oder abnormer kortikaler Aktivität entspricht.

Van Till (1976) betont, daß unter „cerebral death" nur der irreversible Funktionsverlust des Zerebrums (d. h. des Großhirns), nicht aber des *Gehirns* — also Großhirn einschließlich Kleinhirn mit Hirnstamm und Verlängertem Mark — zu verstehen ist. Dies entspricht im deutschen Sprachgebrauch den Begriffen „zerebraler Tod"und im französichen „mort cérébrale" und *nicht* „Hirntod", „brain death" bzw. „la mort du cerveau". Man hat auf die exakte Anwendung dieser Begriffe Wert zu legen, da das Problem des Todes auch ein Problem der Definition ist. Das heißt, daß es einfach nicht genügt, den Organtod des Gehirns mit dem Individualtod gleichzusetzen, wenn unter Gehirn nur das Zerebrum verstanden wird. Reisner (1973) argumentiert daher, daß der Begriff „Hirntod" genauso ein Partialtod wie der Herztod ist, und daß es besser sei, von der irreversiblen Schädigung jeder zerebralen Aktivität zu sprechen und daß aber in diesem Fall eine Wiederherstellung des Lebens nicht mehr zu erwarten ist.

Ebenso unpassend ist der Begriff des „irréversible coma", da vegetative Funktionen, wie Kreislauf, Temperaturkontrolle und Perspiration, erhalten sind; sowie auch „cerebral death" (Adams und Jequier 1969, Korein 1973, 1978, Walker 1985), im Deutschen „zerebraler Tod", dem „kortikalen Tod" von Käufer und Penin (1968) entsprechend, der nur den Funktionsverlust des Großhirns allein umfaßt (van Till 1976). Da Hirnstamm und Kleinhirn hier ausgespart sind, ist dieser Begriff somit untauglich für die Anwendung der Kriterien des Hirntodes. Auch der Begriff des „neocortical death" (Brierlley *et al.* 1971, Korein 1978, Walker 1981) wird als Destruktion des Hirnmantels allein zu verstehen sein, da der Begriff Tod hier nur als Partialtod eines Gewebsabschnittes (Organtod) zu verwenden ist und nicht auf den Gesamtorganismus (Individualtod) zu beziehen ist. Walker (1981) verwirft daher auch die Ansicht, daß man Patienten mit Destruktion des Großhirns und Null-Linien-EEG, aber erhaltener Spontanatmung zunächst als „cerebral death" und nicht als „brain death" bezeichnen soll, da diese Patienten eben noch nicht tot sind, sondern im tiefen Koma liegen. Auch Begriffe, wie „irreversibles Koma", „apallisches Syndrom", „unresponsive coma", „persistent vegetative state", „non-cognitive state" oder gar der korrekte Begriff „brain death", in Verbindung mit „persistent vegetative state" (Hass und Hawkins 1978) sollen nicht verwendet werden.

Auch der Begriff „coma avec sidération végétative transitoire" — „transient coma with loss of vegetative function" (Goulon 1966), klinisch dem Bild des „coma dépassé" entsprechend, ist nicht als Vorstadium zum Hirntod zu verstehen, da dieser Zustand im Rahmen einer Babituratvergiftung oder einer Hypothermie auftreten kann, wobei die Möglichkeit der Reversibilität des kompletten Funktionsverlustes des Gehirns, der vegetativen Funktionen und des Null-Linien-EEG grundsätzlich besteht.

Daher soll für die vorliegende Problematik nur der Begriff *Hirntod* im Sinne des „la mort du cerveau", „brain death" und „hjärndöd" verwendet werden.

4. Ätiologie

Wenn man unter Hirntod die Hirntotalnekrose versteht, während der Kreislauf unter künstlicher Beatmung weiter funktioniert, so ist die letztliche Ursache des Hirntodes eine vorübergehende Ischämie des Gehirns, welche die Wiederbelebungszeit überschritten hat. Sinkt die Hirndurchblutung vom Normwert, 45—55 ml/100 g Gehirn pro Minute auf einen Wert von etwa 20 ml/100 g, so kommt es zu einer Verlangsamung der Hirnstromkurve: die Sauerstoffzufuhr reicht nur noch für einen Erhaltungsstoffwechsel, für die Funktion (Funktionsstoffwechsel) aber nicht mehr. Bei Werten unter 15 ml/100 g pro Minute wird das EEG flach, eine Wiederbelebung ist noch möglich, wenn eine minimale energetische Zufuhr für den Strukturstoffwechsel vorhanden ist. Wird dieser Wert auch unterschritten, bei Restdurchblutungswerten von 6—12 ml/100 g pro Minute, so kommt es zu irreversibler Sturkturschädigung (Marx 1985).

Entgegen der Überlebenszeit (oder Lähmungszeit; Funktionszeit), die vom Beginn einer Ischämie (Anoxie) bis zum Erliegen der nervösen Funktion verstreicht, ist die „Erholungslatenz" die Zeitspanne, die von Ende einer Ischämie bis zum ersten Wiederauftreten zentralnervöser Funktionen verstreicht. Ist die „Erholungszeit" die Spanne zwischen Ende der Ischämie und völliger Restitution der geprüften Funktion, so ist die „Wiederbelebungszeit" die Zeitspanne vom Beginn einer Ischämie an, nach deren Ablauf gerade noch eine Wiederbelebung möglich ist. Wird diese überschritten, so treten irreparable Schäden oder der Tod des Organs bzw. Funktionsverlust auf. Im weiteren wird noch zu unterscheiden sein: Eine komplette Wiederbelebung mit Wiederkehr aller Funktionen ohne bleibenden Defekt, eine zeitlich befristete Wiederbelebung mit Wiederkehr der Funktionen, die nach einem Zeitraum wieder irreversibel verlöschen, und die inkomplette Wiederbelebung mit Wiederkehr der Funktionen, aber mit bleibenden Defekten.

Die Wiederbelebungszeit beträgt beim menschlichen Gehirn bei kompletter Anoxie (Ischämie) bei 37 °C etwa 10 Minuten, bei Hypothermie jedoch verlängert sich diese Zeit, da hier der Sauerstoffbedarf der Ganglienzellen beträchtlich vermindert ist.

Die Wiederbelebungszeit beträgt für die Großhirnrinde 3 bis 8 Minuten, für Umschaltkerne von Korneal- und Pupillarreflex 5 bis 10 Minuten; für

Kreislaufzentren, Vasomotoren- und Atemzentren 15 bis 30 Minuten; für sympathische Fasern 120 Minuten und für die Niere 80 Minuten.

Unter Hypothermie wird die Wiederbelebungszeit verlängert und unter Hyperthermie, wie auch durch Erhöhung des Kohlendioxyd-Partialdrucks, verkürzt; so bei der Großhirnrinde auf 20 bis 50 Sekunden.

Die Wiederbelebungszeit des Gesamtorganismus ist mit der des Gehirns und des Herzens nicht gleichzusetzen, zeigt doch das Gehirn die größte Vulnerabilität gegenüber Sauerstoffmangel, das Herz jedoch kann nach Anoxie von 80 bis 120 Minuten Dauer noch wiederbelebt werden.

Als *primäre* Ursachen des Hirntodes gelten:

1. Schädel-Hirn-Traumen;
2. Hirntumore — raumfordernde Prozesse;
3. zerebrovaskuläre Katastrophen — Spontanhirnblutungen und Infarkte;
4. entzündliche Prozesse — Hirnabszeß, Meningitis, Enzephalitis;
5. dekompensierter Hydrocephalus occlusus;
6. Status epilepticus.

Als *sekundäre* Ursachen gelten:

1. kardiale Dysfunktionen — Hypotension, Herzstillstand im Sinne eines temporären Kreislaufstillstandes;
2. respiratorische Dysfunktionen, Asphyxien, Aspiration;
3. Vergiftungen (Barbiturate, Kohlenmonoxyd-Vergiftung, Narkotika);
4. metabolische Enzephalopathien — diabetische Ketazidose, Urämie, Coma hepaticum;
5. nutritive Hypoxydose bei Hypoglykämie;
6. Enzephalopathien nach diffusen Arteriopathien;
7. Infektionen;
8. Hypoxydose des Hirnparenchyms als Folge eines verminderten arteriellen Sauerstoff-Partialdrucks z. B. bei einer Hypoxämie in großen Höhen mit Sauerstoffarmut der Atemluft;
9. Hypoxydose bei Oligämie, Ischämie, Anämie und Toxikämie;
10. histotoxische Hypoxydose bei Fermentblockade, z. B. Zyanidvergiftung.

Dem Hirntod liegt, unabhängig von der Ursache durch Intoxikation, Hirntrauma oder Anoxie ein *Hirnödem* zugrunde. Das Hirnödem selbst ist die unspezifische Antwort des Gehirns auf äußere und innere Noxen. Im Sinne einer Raumforderung des Ödems kann die Massenverschiebung des Gehirns in die Reserveräume zur Verlegung von Venen und zu einer hämodynamischen Verstärkung des Ödems führen. Nicht nur die Perfusionsbehinderung, sondern letztlich der Sauerstoffmangel wird das Ödem auslösen oder verstärken. Aus diesem Grund wird auch ein Blutverlust, ein Blutdruckabfall oder eine mechanische Behinderung der Atmung zu einem Hirnödem führen. Hierzu kommen zentrale Regulationsstörungen der Atmung und des Kreislaufes: Das Zusammenwirken verschiedener Ursachen bewirkt schließlich das zerebrale Sauerstoffmangelsyndrom mit Ödem. Der daraus resultierende Schädelinnendruck bewirkt seinerseits wiederum Sauerstoffnot und schafft weitere Bedingungen des Ödems: Ödem erzeugt Ödem.

Infolge der fehlenden Nähr- und Spülfunktion des Kreislaufes kommt es zu einer Anhäufung von Stoffwechselmetaboliten (Milchsäure, Kohlendioxyd, Acetylcholin und andere) und zu einer Verschiebung des Elektrolytgleichgewichts im Gewebe, was wiederum auf zellschädigender Basis das Hirnödem verstärkt. Es resultiert ein irreversibler Verlust der zerebralen Autoregulation infolge totaler Vasoparalyse auf Grund lokaler metabolischer Veränderungen, hauptsächlich in Form einer Gewebsansäuerung durch Metaboliten wie Lactat. Ein erhöhter intrakranieller Druck bis zur Höhe des intraarteriellen systolischen Drucks bewirkt eine Zirkulationsbehinderung und Anoxie, welche wiederum eine Ursache für weitere Ödembildung bzw. weiterer intrakranieller Druckerhöhung ist. Eine Zirkulationsverlangsamung bei beginnenden Hirnödem verursacht schließlich eine Stase, zuerst vor allem im venösen Schenkel, der zuerst komprimiert wird und dadurch abermals einen Rückstau und somit eine weitere Zirkulationsbehinderung bewirkt. Die Verlangsamung der Zirkulation im Hirnparenchym leitet sich in die großen Gefäße fort. Zusätzlich formieren sich Mikrothrombosen aus Erythrocytenaggregaten, welche wiederum zusammen mit der Kompression der Gefäße aus den umgebenden Gewebe zu Gefäßverschlüssen führen. Infolge des Ödems mit zunehmendem intrakraniellem Druck kommt es schließlich zu einem isolierten Kreislaufstillstand des Gehirns, d. h. beider Karotisgefäße und des Basilariskreislaufes, wobei letzterer als infratentorieller Kreislauf in der hinteren Schädelgrube auch erhalten bleiben kann, trotz klinischem Hinweis für einen Ausfall der Hirnstammfunktionen (Pendl *et al.* 1972, Heiskanen 1964) (Abb. 1).

Der experimentelle und klinische Kreislaufstillstand und somit der zerebrale Funktionsverlust resultiert aus einer Abhängigkeit des arteriellen Systemblutdrucks und intrakraniellen Drucks mit dem daraus resultierenden zerebralen Perfusionsdruck: nähern sich arterieller Systemdruck und intrakranieller Gegendruck und wird ihre Differenz schließlich Null, so wird auch der Perfusionsdruck Null und der zerebrale Zirkulationsstillstand ist erreicht. Kann zu Beginn eines Anstieges des intrakraniellen Drucks noch eine Autoregulation eingreifen — Cushing-Reflex — so wird bei zunehmendem Druckanstieg schließlich ein Vasopressoreffekt immer schwächer ausfallen und schließlich der systemische arterielle Druck auf einen weiteren Druckanstieg nicht mehr reagieren können und der kritische

Punkt einer zerebralen Ischämie wird erreicht sein. Entgegen den Vorstellungen von Cushing, daß der Vasopressorreflex eine protektive Antwort auf einen ansteigenden intrakraniellen Druck allein sei, um eine zentrale Blutzirkulation zu erhalten, spielt der Cushing-Reflex nach neueren

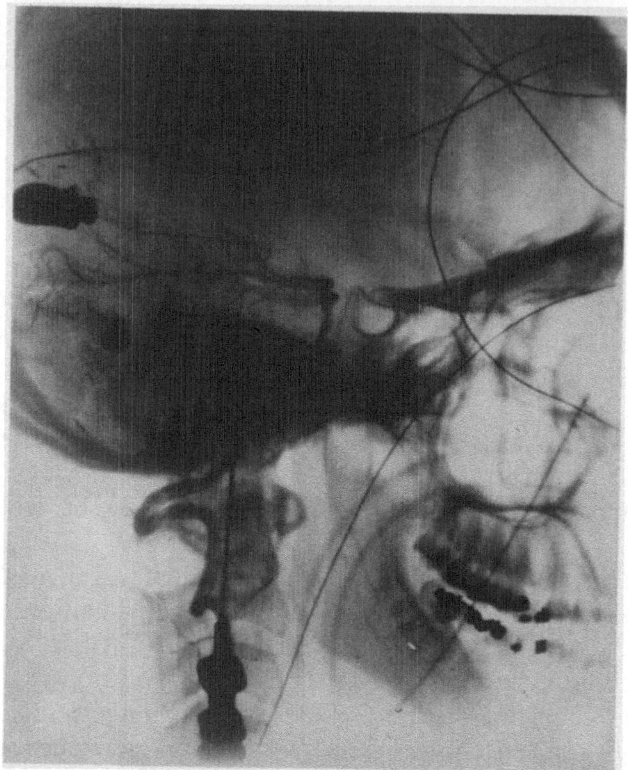

Abb. 1. Vertebralisangiogramm mit guter Darstellung der Basilarisstromgebiete 3 Sekunden nach Kontrastmittelinjektion bei zerebraler Einklemmung nach Tumor im 3. Ventrikel und folgendem klinisch gesichertem Hirntod. Die AV-pO$_2$-Messung ergab keine Differenz zu diesem Zeitpunkt, im EEG war keine bioelektrische Aktivität mehr nachweisbar. Man erkennt die im Bulbus venae jugularis liegende Kanüle zur Blutprobenentnahme, liegende Nadelelektroden für die EEG-Schreibung und okzipital Kontrastmittelreste nach vorausgegangener positiver Ventrikulographie

Erkenntnissen eine komplexere Rolle (Matakas *et al.* 1973): Der zerebrale Perfusionsdruck führt in der weiteren Folge durch ansteigendes Blutvolumen und Ansteigen des Gefäßwanddruckes aber zur Steigerung des intrakraniellen Drucks, verbunden mit ansteigender Gefäßwandpermeabilität. Daraus resultiert eine Extravasation von Flüssigkeit und Ödementwicklung in zunehmenden Maße (Marshall *et al.* 1969). Infolge Einklemmungsmechanismen und lokaler Kreislaufbehinderung kommt es zur

Tabelle 1. *Ursachen und Entstehungsmechanismen des Hirntodsyndroms* nach Frowein und Steinmann, Langenbeck's Arch Chir 352 (1980), 95—100

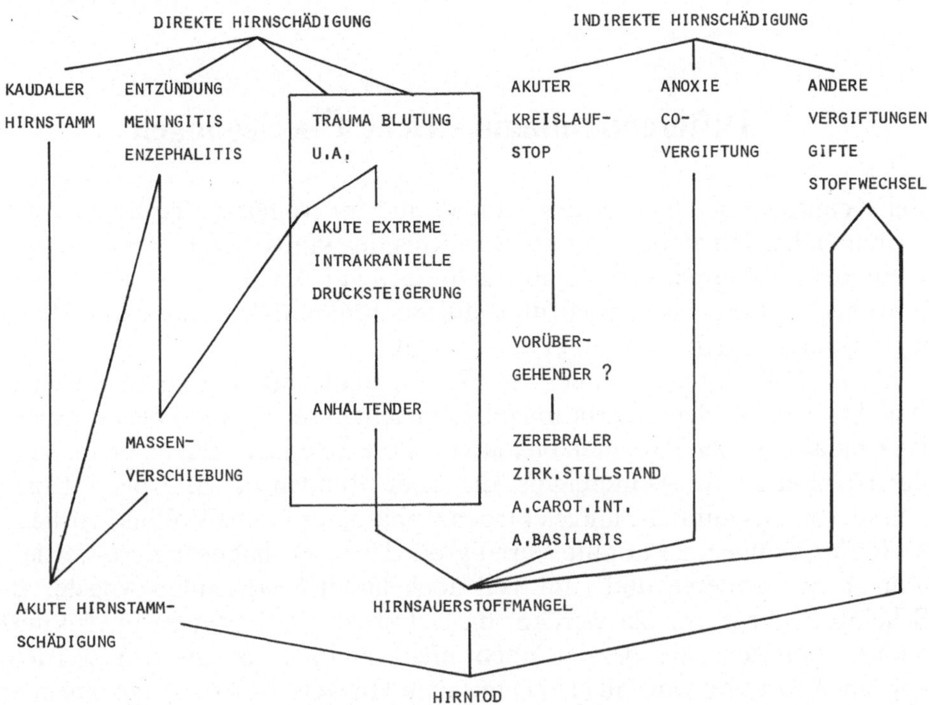

Zerstörung der Vasopressorenzentren und daraus resultierendem Kollaps des arteriellen Drucks und schließlich zum Eintreten einer totalen Ischämie mit Atemstillstand. Somit bedeutet nach Arfel (1976) der systemische Blutdruckabfall bei malignem Hirndruck im Koma schon einen Indikator für die Irreversibilität.

Es wird daher eine Erhöhung des arteriellen Drucks kein Mittel zur Erlangung eines intrakraniellen arteriellen Kreislaufes sein, da dies wiederum den intrakraniellen Druck ebenso erhöht (Vlahovitch *et al.* 1972).

Die Energieentbindung aus dem Stoffwechsel unter anaeroben Bedingungen reicht nicht aus, um Funktionen aufrechtzuerhalten. Innerhalb von Sekunden bis Minuten verlöschen bei Ischämie und Anoxie nacheinander die einzelnen Funktionen bis zur völligen Lähmung. Dabei sinkt die Energieentbindung im Gehirn außerordentlich rasch ab, obschon das Gehirn anaerob zu glykolysieren vermag, die Energievorräte, vor allem Glykogen, jedoch nur gering sind.

Den Entstehungsmechanismus des Hirndrucks zeigt übersichtlich das Schema nach Frowein *et al.* (1980) in Tabelle 1.

5. Differentialdiagnostische Überlegungen

Bei Kenntnis der Ursache des Komas und im weiteren Verlauf des sich ausbildenden Hirntodes und bei Kenntnis der klinischen Untersuchungsmethoden und apparativer Untersuchungen zur Abklärung eines Dezerebrationssyndroms bis zum Hirntod dürfen differentialdiagnostische Überlegungen eigentlich nicht zu erwarten sein.

Arfel (1976) meint daher zu Recht, daß differentialdiagnostische Aspekte eher für den Unerfahrenen zu beachten seien. Auch bei chronisch im Koma liegenden Patienten bieten sich diese Überlegungen nicht an, denn der Hirntod ist ein Akutereignis, das über Stunden bis zu 3 bis 5 Tagen abläuft, bis das klinische und elektroenzephalographische Vollbild vorliegt.

Befürchtungen, es könnte voreilig ein Hirntod diagnostiziert werden, ähnlich der früheren und zum Teil noch latent bestehenden Ängste, als Scheintoter begraben zu werden, da sich auch die Kriterien in Zukunft ändern könnten, die derzeit noch nicht adäquat angewandt werden, begegnen Rot und van Till (1971) mit dem Hinweis, daß sich „ein lebender Körper nur aus biologischen Gründen in eine Leiche verwandelt — nicht durch Erklärung oder durch Unterzeichnung eines Zeugnisses". Dem sei aber entgegengehalten, daß eine vorzeitige Beendigung einer Reanimationsmaßnahme mit darauf folgendem Hirntod oder Kreislauftod schon denkbar ist, auch wenn der Patient keine Chance des Überlebens mehr hätte. Denn „der Mensch lebt, solange er stirbt" (Bockelmann 1968) und die Bemühungen des Arztes dürfen erst beim Hirntod eingestellt werden.

5.1. Unklare Komata

Begriffe, wie „tief bewußtlos" oder gar „tief komatös", führen zu Verwirrung, wenn anderseits noch Reaktionen auf grobe Schmerzreize beschrieben werden (Bronisch 1969). Die Bewußtseinslage steht in Beziehung zur Fähigkeit des Patienten, mit der Umgebung Kontakt aufzunehmen. Uns scheint daher die „Glasgow coma scale" zur Beurteilung der Bewußtseinslage vor allem auch im Längsschnitt praktikabel (Jennett und Teasdale 1981). Sowohl neurologisch nicht so erfahrene Ärzte als auch das Pflegepersonal auf Intensivstationen werden damit eine weniger verwirrende Einschätzung der Bewußtseinslage bzw. des Komas in der Hand haben, so daß auch zu

Tabelle 2. *Glasgow-coma-scale zur kontinuierlichen Beurteilung der Bewußtseinslage im Punkte-System* nach Jennett und Teasdale, Lancet 1 (1977), 878—881

Augen	offen	spontan	4
		auf Aufforderung	3
		auf Schmerzreize	2
	keine Reaktion		1
Motorik	auf Aufforderung	befolgt die Aufforderung	6
	auf Schmerzreize	gezielte Abwehrbewegungen	5
		Flexion, Abwehr	4
		abnorme Flexion (Dekortikation)	3
		Strecken (Decerebration)	2
		keine Reaktion	1
Sprachliche Äußerungen		orientiert und gesprächig	5
		desorientiert und gesprächig	4
		unpassende Worte	3
		unverständliche Laute	2
		keine sprachliche Äußerung	1
Insgesamt			3—15

einem späteren Zeitpunkt eine Objektivierung der erhobenen Parameter bezüglich der Komatiefe mühelos möglich ist (Tabelle 2).

Daß das apallische Syndrom oder prozeßhafte Formen des sogenannten „neocortical death" (Brierley *et al.* 1971) hier nicht zur Diskussion stehen, sei betont, sie sollen aber in all ihren Formen klinisch ebenso erkannt und dokumentiert werden (Gerstenbrand 1973).

Posner (1978) sieht keine Notwendigkeit zu differentialdiagnostischen Überlegungen beim Hirntod, wenn drei Grundvoraussetzungen bei vorausgegangenem Koma zu finden sind: 1. Koma bekannter Ursache, keine Intoxikationen und die physiologischen Abweichungen sind korrigiert, 2. keine zerebralen Reaktionen, 3. fehlende Hirnstammreflexe und auch Atmung. Er räumt allerdings Fallstricke bei der Erhebung der klinischen Daten ein, die im klinischen Abschnitt dieser Untersuchung festgehalten sind.

Da es manchmal schwierig ist, die Ursache des Komas und damit die Ätiologie des folgenden Hirntodes zu erkennen, wäre es denkbar, die Hirntoddiagnostik überhaupt nur auf Fälle von Schädel-Hirn-Traumen oder klar erkannten anderen hirnorganischen Läsionen zu beschränken (Black 1978). In der Literatur wird die Problematik der Ermittlung von Intoxikationen in unklaren Fällen von Hirntod betont, sowohl durch die Schwierigkeit der Bestimmung des Zeitpunktes der Drogeneinnahme und die über Stunden dauernde Laboranalyse als auch durch die oft ungenauen Mengenbestimmungen im Blutserum.

Als mögliche Komaformen, die zu differentialdiagnostischen Problemen werden können, führt Arfel (1976) Hypothermien und Intoxikationen mit Narkotika (Barbiturate, Benzodiazepine u. a.) und Psychopharmaka (z. B. Antidepressiva) an. Hier ist das EEG auch für die Prognose unbrauchbar, weil in diesen Fällen durchaus ein Null-Linien-EEG auftreten kann. Bei der auch ebenfalls möglichen Ausbildung einer Hirntotalnekrose nach Hirnschwellung im Gefolge einer Hypoxie auf Grund einer Aspiration, wie es oft bei solchen Intoxikationen geschieht, wird letztlich nur der Nachweis oder Ausschluß eines intrakraniellen Zirkulationsstillstandes aus dem Dilemma helfen.

Agonale Prozesse bei allgemeinem Verfall eines chronisch Kranken können schon vor Erlöschen der Kreislauffunktion das Bild des Hirntodes bieten, wenn das Gehirn ebenfalls sekundär im Rahmen der Dekompensation miterfaßt wurde.

Ergibt sich aus der Anamnese oder auf Grund divergierender klinischer und apparativer Befunde kein sicherer Hinweis für die Ursache der klinischen Befunde einer Dezerebration oder eines isoelektrischen EEGs und ist eine Untersuchung des zerebralen Kreislaufes bzw. ein Nachweis des Zirkulationsstillstandes nicht durchzuführen und sind auch andere Möglichkeiten zu Hirntoddiagnose nicht vorhanden, so ist eine weitere Betreuung des Patienten im Sinne eines *Moriturus* fortzuführen, bis ein Kreislaufkollaps oder Herzstillstand die reanimatorischen Bemühungen hinfällig werden lassen.

5.2. Scheintod

Mit „Scheintod" bezeichnen Gütgemann und Käufer (1970) einen Zustand, der nach allen äußeren und äußerlich faßbaren Anzeichen dem eines eben Verstorbenen ähnelt und bei dem Spontanatmung und Herz-Kreislauf-Tätigkeit nicht mehr grob ermittelbar sind. Es ist ein im Grund reversibles Bild, das entweder spontan oder durch geeignete ärztliche Maßnahmen mit oder ohne Defekt rückgängig gemacht werden kann.

Es erscheint nicht schlüssig, das Problem oder besser das Phänomen „Scheintod" im Rahmen des Hirntodes abzuhandeln. Die moderne Medizin mit den heutigen apparativen Möglichkeiten der Reanimation, verbunden mit einem hohen Stand der Intensivmedizin, ermöglicht die Wiedergewinnung vitaler Aktivitäten oder Aufrechterhaltung vegetativer Funktionen bei jenen Patienten, welche in früheren Zeiten unweigerlich zum Tod verurteilt gewesen wären, da sowohl die Erfahrungen als auch die technischen Voraussetzungen gefehlt haben. Nicht die Frage des Scheintodes als Vita minima — als ein auf das äußerste reduzierter Zustand des Lebens —, sondern seine Erfassung als Einheit gegenüber dem Begriff des Hirntodes als unwiderruflicher Verlauf des Beendens der integrierten lebensnotwendigen Hirnfunktionen, scheint hier wichtig. Gütgemann und Käufer unterscheiden zwei Gruppen von Scheintod: 1. Krankheitsbilder verschiedener Genese bei Personen, die in Verkennung noch verbliebener Lebensvorgänge als tot bezeichnet waren; und 2. scheintodähnliche Zustände unter ärztlicher Beobachtung im Rahmen pathophysiologisch bekannter Veränderungen, wie Volumenmangel und kardiogenes Versagen, metabolische Entgleisung und zerebrale Noxen, die allerdings bis zu dem heute bekannten und präzise definierten Bild des kompletten irreversiblen zerebralen Funktionsverlustes, dem Hirntod, führen können.

So kann es im Rahmen eines Unfallgeschehens mit schwersten Verletzungen am Unfallort selbst schwierig sein, den eingetretenen Tod mit Sicherheit festzustellen, da ein minimaler Restkreislauf sofortige Reanimationsmaßnahmen noch als sinnvoll erscheinen läßt. Gütgemann und Käufer fordern daher, daß Schwerverletzte, sofern am Unfallort der Tod durch den Arzt nicht sicher festgestellt werden kann, nicht in das Leichenhaus zu bringen, sondern zum Zweck einer exakten Todesfeststellung oder eines Reanimationsversuches in das nächste Krankenhaus einzuliefern sind. Batteriebetriebene EKG-Geräte am Unfallsort spielen hier eine große Rolle.

Aber ebenso wichtig ist die größte Vorsicht bei der Beurteilung von sogenannten „nur" Betrunkenen und Ähnlichem. Es erscheint unzulässig, die Frage nach „Scheintod" in Fällen schwerster Störungen integrierter zerebraler Funktionen mit irreversiblem Ausfall zu stellen, wenn eine hier unterlassene Reanimation mit allen modernen Intensivmöglichkeiten letztlich nur eine passagere Erholung auf vegetativer Ebene verhindert hätte. Hier liegt höchstens ein vorzeitiger Abbruch reanimatorischer Bemühungen oder nur der Abbruch derselben bei einem Sterbenden vor.

Anders verhält sich die Frage bei Intoxikationen und Unterkühlungen, elektrischen Unfällen, Volumenmangelkollaps, und auch bei überwundenen postnarkotischen oder kardiogenen Kreislaufstillständen mit Areflexie und erloschener Spontanatmung. Ähnliches gilt auch bei Schockzuständen verschiedener Genese mit maximaler Zentralisation und nicht mehr oder schwer erkennbarem peripherem Kreislauf, mit Einschränkungen auch bei Fällen massiver Lungenembolie im Fall einer Reanimation nach geglückter pulmonaler Embolektomie. Dies wird durch klinische Berichte unterkühlter Patienten, vor allem Kinder, bei denen bei Hypothermie ein ausreichender Erhaltungsstoffwechsel über einen minimalen Kreislauf noch möglich ist, unterstrichen. Nach Gütgemann und Käufer (1970) sind Schock, Kollaps, Ohnmacht und Koma nicht mit dem Scheintod identisch, da vitale Grundfunktionen, wie Herzkreislauf und Eigenatmung zwar reduziert, aber erhalten und erkennbar sind. Erst bei einem Zustand hochgradiger Auskühlung, Unter- oder Überschreitung der sogenannten kritischen Herzfrequenz, werden diese Funktionen äußerlich nicht mehr sicher feststellbar. Auf einer verringerten Stufe wird jedoch noch ein Erhaltungsstoffwechsel gewährleistet. Obige Autoren stellen dazu fest, daß aus den Kenntnissen physiologischer Untersuchungen und aus klinischen Erfahrungen über Bedingungen eines Erhaltungsstoffwechsels von Körperzellen oder lebenswichtigen Organen in Abhängigkeit von Temperatur und Zeit eine biologische Definition des Scheintodes zulässig ist.

Immer wieder in der Tagespresse erscheinende Berichte über das Wiedererwachen von „Scheintoten" und bereits Totgesagten werden sensationell aufbereitet und haben zu einem nicht unerheblichen Maß auf die medizinisch-naturwissenschaftliche Hirntoddiskussion Einfluß genommen. Aber schon in der Mitte des 18. Jahrhunderts hat sich van Swieten wegen der Unfähigkeit der Totenbeschauer der damaligen Zeit Gedanken über den Scheintod gemacht und eine Reform der Totenbeschau veranlaßt. Lesky 1972: Die Qualifikation der Wundärzte und Bader war unzureichend, auf Grund des wenig einträglichen Geschäftes wurden die jüngeren und unerfahrenen Bader zur Leichenschau bestellt; eine eindeutige Unterscheidung eines Scheintodes und wirklichen Todes war ihnen sicherlich nicht möglich. Obduktionen wurden schon wenige Stunden nach dem Tod durchgeführt und scheinen wohl nicht zu selten erst den Tod selbst herbeigeführt zu haben. Bei der Suche nach verläßlichen Zeichen des Todes konnte der Totenbeschauer, dem Wissensstand seiner Zeit unterworfen, auch nur den kadaverösen Geruch bei beginnender Verwesung angeben. Auch in anderen deutschen Ländern wird zu dieser Zeit aus Furcht der Bestattung Scheintoter, zum Teil gegen den Willen der Theologen (Deneke 1969) die Totenbeschau neu geregelt und Leichenhallen zur Aufbahrung und Beobachtung Verstorbener eingerichtet. Auch Hinweise zur Wiederbelebung nach Ertrinken und anderen „plötzlichen Zufällen" werden in der Folge schon um 1800 berichtet und Anleitungen zur Wiederbelebung in amtlichen Mitteilungen gegeben, vor allem durch Hufeland. Deneke (1969), der sich mit dem „Scheintod" als publizistische Sensation auseinandersetzt und Berichte bis in das 16. Jahrhundert verfolgt hat, weist auf Grund medizingeschichtlicher Darstellungen nach, daß die Ursachen dieses Phänomens das passagere Aussetzen der Herztätigkeit und der Atmung waren, die primären Ursachen Herzstörungen, Schädigungen des Atemzentrums, große Blutverluste, Krampfzustände, elektrischer Schlag, Ertrinken, Erfrieren und Vergiftungen waren. Er berichtet sogar über einen Gehängten um 1730, dessen Körper von einem Chirurgus gekauft worden war, der bei der

Sektion zwecks anatomischer Studien aber noch Leben fand, ihn zur Ader ließ und dieser somit wieder „zurechte kam" und „außer Landes gieng". Das Anekdotenhafte und somit auch Fragwürdige über den Wahrheitsgehalt solcher Meldungen erkennt Deneke an den zum Teil mehrmals in Zeitungen wiederholten Berichten, worin Zeit- und Ortsangaben wechseln, aber immer auf eine Aktualität des Falles Bezug genommen wird. Gütgemann und Käufer (1970) berichten nicht nur über ernsthafte Zitate des vorigen Jahrhunderts aus der medizinischen Presse, sondern auch von Überlieferungen aus der Antike.

Arnold *et al.* (1968) sowie Gütgemann und Käufer (1970) weisen auf die Skepsis der Toderklärung von seiten der Laien und auf das Eindringen des Phänomens in die Literatur des 19. Jahrhunderts hin. So werden auch die verschiedensten Apparate entwickelt, um scheintot Begrabenen die Möglichkeit zu geben, im wahrsten Sinne des Wortes Lebenszeichen geben zu können. Deneke (1969) stellt mit Recht fest, daß, seit sich im Rahmen der Verbesserung der Diagnostik die Erkenntnis der Relativität des Todeszeitpunktes durchgesetzt hat, die Diskussion über den Zeitpunkt des Todes im Ablauf des Sterbens und das Phänomen „Scheintod" aus Wissenschaft und Praxis der modernen Medizin verschwunden ist. Trotzdem ist es angebracht, sich mit diesem Phänomen Scheintod auseinanderzusetzen, wenn auch Berichte bis in die jüngste Zeit der Tagespresse Einzelfälle darstellen, die zum Teil nicht nachprüfbar sind, zum Teil aber unter oberflächlichen und somit unverzeihlichen diagnostischen Bemühungen vor allem bei Unterkühlungen und auch Barbituratintoxikation entstanden sind. Deneke hat Berichte aus der Tagespresse über spektakuläre Darstellungen von „Wiedererweckung vom Tode" gesammelt, ist daraufhin diesen Fällen aus der Sensationspresse nachgegangen und hat bei den behandelnden Ärzten recherchiert: Dabei stellte sich heraus, daß nicht Fehldiagnosen die Ursachen des Problems waren, sondern von Ärzten klar definierte Zustände, etwa das posttraumatisch apallische Syndrom. Von 18 untersuchten Schicksalen von Scheintoten waren 3 tatsächlich verstorben, 5 überlebten geheilt und 10 überlebten mit Defektheilung. In keinem Fall handelte es sich um einen ärztlich als „Hirntod" diagnostizierten Fall.

6. Die Diagnose des Hirntodes

Da der Tod ohne die medizinisch-technologischen Möglichkeiten üblicherweise mit dem Verlust der Spontanatmung und dem Herz-Kreislauf-Stillstand eintritt, so ist die Diagnose des Hirntodes bei erhaltener oder nach Reanimation wiedergewonnener Herzaktion und Kreislauf, aber künstlicher Beatmung, zu stellen. Der Nachweis gilt hier dem irreversiblen Verlust *aller* Hirnfunktionen einschließlich der des Hirnstammes. Der Hirntod und somit Tod des Individuums ist dann zu erklären, wenn trotz erhaltenem Kreislauf und bei künstlicher Beatmung der nicht wiederkehrende Funktionsausfall der gesamten Hirntätigkeit als irreversibler Strukturschaden bewiesen ist und der vorübergehende Funktionsausfall ausgeschlossen ist.

Für die Diagnose des Hirntodes halten wir nun folgende Voraussetzungen als Mindestanforderungen für notwendig:

1. Koma — völlige Reaktionslosigkeit zur Umgebung auf äußere Reize (z. B. Schmerz) mit Ausnahme spinaler Primitivschablonen (siehe dort), keine Spontanmotorik — also keine zerebralen Funktionen.

2. Keine Spontanatmung.

3. Fehlen von Hirnstammreflexen: lichtstarre Pupillen!

4. Kein Nachweis einer bioelektrischen Hirntätigkeit: isoelektrisches EEG.

5. Nachweis des Stillstandes der zerebralen Blutzirkulation.

6. Ausschöpfung aller notwendigen und erreichbaren diagnostischen und therapeutischen Möglichkeiten.

7. Im Rahmen der klinischen Verlaufsuntersuchungen zur Hirntoddiagnostik muß eine eindeutige Anamnese der Ursache des Komas vorliegen; eine Intoxikation, eine Stoffwechselstörung oder hypovolämischer Schock und Hypothermie (Lawinenunfall, Wasserunfall) als Differentialdiagnose zum Hirntod müssen eindeutig ausgeschlossen sein — auch wenn diese später zum Hirntod selbst führen können. Ein genügend langer Beobachtungszeitraum entsprechend der Vorgeschichte muß die Irreversibilität der Atemlähmung erkennen lassen, Kreislaufzusammenbruch und Körpertemperaturabfall müssen ebenfalls beobachtet werden. Hinreichende Informationen über die Ursachen und das Ausmaß des intrakraniellen pathologischen Prozesses müssen vorliegen.

8. Vor allem in der englischsprachigen Literatur hat sich durchgesetzt, daß einerseits die zerebrale Angiographie — weil überflüssig und gefährlich

— nicht gefordert wird, und anderseits in den letzten Jahren auch das EEG nicht mehr als zwingend angesehen wird. Dies mag mit der Sicherheit der übrigen klinischen Befunde erklärt werden (siehe weiter unten). In den deutschsprachigen Ländern wird ohne Kodifizierung jedoch die Abklärung mittels EEG und Angiogramm erwartet.

Bei indirekter Hirnschädigung werden die zeitlichen Abläufe der Hirntodkriterien unterschiedlich und meist langsamer vor sich gehen und die Diagnostik erschweren (Frowein 1973). Bei direkter Hirnschädigung sind die Verhältnisse viel klarer, etwa beim schweren Schädel-Hirn-Trauma. Hier tritt innerhalb kürzester Zeit eine schwerste intrakranielle Drucksteigerung auf, die Zirkulation wird verlangsamt, der völlige intrazerebrale Zirkulationsstopp kann sich innerhalb weniger Minuten bis Stunden nach Eintritt der Hirnschädigung entwickeln. Hier kann schon der klinische Verlauf eindeutig das Vorliegen des Hirntodes erkennen lassen. Zusatzkriterien, wie EEG und Angiographie, verlieren hier ihre wichtige Monitorfunktion bzw. Sicherung der Diagnose, da der Zeitpunkt des Hirntodes und des Kreislaufversagens mit Herzstillstand zeitlich beinahe auf Minuten zusammenfällt.

Das andere Extrem stellen die Komaverläufe nach Intoxikationen dar. Hier werden die Untersucher mit einer nahezu ins Endlose gezogenen klinischen Verlaufsform konfrontiert, wobei differentialdiagnostisch auch eine Erholung der einzelnen Funktionen über Stunden und Tage gedehnt zu beobachten ist und zum Teil die Hirntodkriterien wechselnd und nur lückenhaft zu bestimmen sind.

Fehlt eine Verlaufsuntersuchung von der Bewußtlosigkeit über das Koma bis zum klinischen Vollbild des Hirntodes, so ist eine klinische Beurteilung sehr schwer und es wird hier ein längerer Beobachtungszeitraum mit Einschluß apparativer Zusatzkriterien größere Bedeutung bekommen. Ist die Ätiologie bekannt und liegt vor allem eine Verlaufsuntersuchung bis hin zum Koma vor, so werden die Stadien der zunehmenden Hirnfunktionsausfälle klar dokumentiert sein und schließlich die gesamte fehlende Hirnfunktion, die erst dem Hirntod entspricht, klinisch klar erkannt werden. Der Verlauf des Funktionsausfalles wird über die verschiedenen Ebenen des Gehirns bis zum Rückenmark zu erfassen sein: Die Funktionen der Hirnrinde, des Hirnstammes und des Rückenmarks werden prozeßhaft in exakt dieser Reihenfolge sistieren.

Daher kann bei Reanimationsversuchen der Verlauf der Ausfälle dieser Ebenen über das Mittelhirnsyndrom zum Bulbärhirnsyndrom beobachtet werden. Nach passagerem Ausfall der spinalen Funktionen (spinaler Schock), die mit einem Verlust der spinalen Reflexe einhergehen, kann ein Wiederauftreten der spinalen Reflexe und Primitivschablonen als nur scheinbare Erholung zentralnervöser Funktionen auf medullärem Bereich im Hirntod richtig gedeutet werden.

Tabelle 3. *Klinische Kriterien des irreversiblen Funktionsverlustes des Gehirns —
Hirntod*

Koma

Atemstillstand

Fehlen jeder spontanen Motorik

Schlaffer Muskeltonus

Mydriasis — reaktionslose Pupillen

Fehlen der zerebralen Reflexe
(Pupillen- und Kornealreflex, okulo-zephaler und vestibulo-okularer Reflex,
Masseter-, Würg-, Schluck-, Husten- und Trachealreflex)

Hypothermie — Poikilothermie

Hypotonie

Spinale Reflexe
(Fremdreflexe, vor allem tonischer Greifreflex der Zehen)

Reaktion auf Schmerzreize im spinalen Niveau kann erhalten sein (Beugesynergis-
men)

Tabelle 3 zeigt in Übersicht die klinischen Kriterien des irreversiblen
Funktionsverlustes des Gehirns — den Hirntod.

6.1. „Koma" im Hirntod

Dem Koma entspricht eine völlige Reaktionslosigkeit auf die Umgebung
und auf von außen zugeführte Reize mit Ausnahme spinaler Primitivschablonen, die weiter unten erklärt werden; es dürfen weder zerebrale
motorische Leistungen im Sinne von Spontanbewegungen beobachtet
werden noch epileptische und extrapyramidale Manifestationen (Tremor)
nachweisbar sein.

Dieses Fehlen von nach außen projizierten zerebralen Leistungen kann
nicht allein die Gewißheit des Fehlens oder des irreversiblen Ausfalles
zerebraler Funktionen bedeuten, gibt aber die Voraussetzung zur weiteren
Abklärung oder rechtfertigt die Überlegung mittels zusätzlicher klinischer
Kriterien und diagnostischer Maßnahmen den Sinn des weiteren Vorgehens
zu überdenken.

6.2. Atemstillstand (Apnoe)

Das Sistieren der Spontanatmung ist eines der wesentlichsten und
überhaupt das eindrucksvollste Kriterium des Hirntodes. Unter Apnoe

verstehen wir das Fehlen der Spontanatmung, was eine künstliche kontrollierte Beatmung notwendig macht; eine Gegenatmung (am Beatmungsdruck und eventueller Thoraxbewegungen erkennbar) des Patienten für mindestens 15 Minuten muß fehlen.

Der zentrale Atemstillstand erfolgt durch eine direkte oder indirekte Schädigung der Medulla oblongata. Eine primäre Schädigung oder Störung des Atemzentrums wird selten zu beobachten sein, etwa bei primärtraumatischen Läsionen oder Tumoren in diesem Bereich. In den überwiegenden Fällen sind es Fernwirkungen, also eine indirekte Schädigung, wie vor allem Massenverschiebungen des Gehirns beim allgemeinen Hirndruck mit medullärer Einklemmung durch Einpressen der Kleinhirntonsillen in das Foramen occipitale magnum und folgender Kompression der Medulla oblongata. Die Prognose hängt hier in erster Linie vom Ausmaß der primären Ursache ab, ob sie aufzuhalten oder gar zu beseitigen ist, um die im Foramen occipitale magnum eingeklemmte Medulla oblongata zu entlasten. Hat die Druckischämie nämlich zu lange angehalten, so ist die Störung irreversibel geworden und die Funktionen kehren nicht mehr wieder. Frowein *et al.* (1980) konnten auch bei keinem der 62 Patienten mit Atemstillstand, künstlicher Beatmung und Vollbild des Dezerebrationssyndroms nach Hirntraumen mit intrakranieller Drucksteigerung eine Erholung der Spontanatmung beobachten. Eine 30minütige Apnoe wird hier nicht mehr reversibel sein. Allerdings ist bei hypoxischen Schädigungen und Intoxikationen eine Spontanatmung auch noch nach 12—24 Stunden möglich (Kautzky 1970).

Die Überprüfung des Ausfalles der Spontanatmung selbst erscheint klar, kann aber nicht einfach nach Verifizierung aller übrigen Kriterien des Hirntodes durch Abhängen des Respirators und Beobachtung auf allfällige Atembewegungen am Thorax für etwa 15 Minuten durchgeführt werden. Um diesen Test durchzuführen, muß für eine ausreichende Oxygenierung des Blutes gesorgt werden. Die Wirkung von zentral dämpfenden oder neuromuskulär blockierenden Medikamenten muß abgeklungen oder ausreichend antagonisiert sein.

Da ein hoher Kohlendioxyd-Partialdruck das Atemzentrum aktiviert, ein niedriger Kohlendioxyd-Partialdruck die Aktivität mindert, ist ein ausreichender Anstieg des Kohlendioxyds im Kreislauf zu erreichen. Dies erfolgt durch eine alveoläre Hyperventilation mit reinem Sauerstoff über 10 Minuten, um eine ausreichende Oxygenierung des Blutes zu erreichen, und keine Organe zu schädigen. Nun wird die künstliche Beatmung mit Respirator abgesetzt und gleichzeitig passiv endotracheal mit reinem Sauerstoff insuffliert mit etwa 6 Litern/Minute, wobei das Alter des Patienten zu berücksichtigen ist: Kinder bis zu einem Jahr 1 Liter/Minute, bis 4 Jahre 2 Liter/Minute und Kinder bis 10 Jahre 4 Liter/Minute. Dadurch soll eine weitere Hypoxämie vermieden werden. Die Spontanatmung ist infolge der fehlenden Abatmung des Kohlendioxyds bei Ansteigen des Kohlendioxyd-Partialdrucks im Blut bis zu 60 mm Hg nach 10—15 Minuten zu erwarten (Jennett und Teasdale 1981, Schafer und Caronna 1978, Steinbereithner 1973). Diese Schwelle für eine Atemstimulation bei Patienten mit zerebraler Dysfunktion ist erst bei einem Kohlendioxyd-Partialdruck von 60 mm Hg zu erwarten. Außerdem ist die Anstiegsrate des Kohlendioxyds auch bei normokapnoischen Patienten nach 3 Minuten kompletter Apnoe zu niedrig, um diesen Schwellwert zur Atemstimulation zu erreichen. Ist nun ein Patient bereits vor dem Beginn der Prüfung hypokapnoisch, so könnte in manchen Fällen auch nach 15 Minuten die 60 mm Hg-Schwelle nicht erreicht werden. Eine exakte Blutgasanalyse ist deshalb in diesem Rahmen erforderlich, um hier Sicherheit zu erhalten. Bei vorausgegangener Hyperventilation kann der Kohlendioxyd-Partialdruck erniedrigt sein, ebenso wird das Ausmaß der Kohlendioxyd-Produktion bei dezerebrierten Patienten erniedrigt sein. Es sollen daher vor der Testung Sauerstoff mit 5% Kohlendioxyd ventiliert werden, bis der Kohlendioxyd-Partialdruck 40—50 mm Hg erreicht hat. Falls keine Möglichkeit für Blutgasanalysen vorliegt, soll mit reinem Sauerstoff durch 10 Minuten oxygeniert werden, anschließend vor dem Test zusätzlich mit 5% Kohlendioxyd und nun für die Dauer von 10 Minuten getestet werden. Patienten mit einer chronischen, respiratorischen Insuffizienz in der Anamnese sollten hier besonders beachtet werden.

Nach Ropper *et al.* (1981) konnte bei Patienten mit schwersten Schädel-Hirn-Traumen, aber erhaltener Medulla oblongata, schon bei einem Kohlendioxyd-Partialdruck unter 40 mm Hg ein Wiederauftreten von Spontanatmung erreicht werden. Bei hohem arteriellen Sauerstoff-Partialdruck hebt sich diese Schwelle etwas an. Es soll bei der Beobachtung komatöser Patienten daran gedacht werden, daß eher oft hyperventiliert wird und somit ein niedriger Kohlendioxyd-Partialdruck vorliegt. Beim Abhängen vom Respirator werden bei diesen Patienten höhere Kohlendioxyd-Schwellenwerte für die Atemstimulation zu erwarten sein und infolge geringer Kohlendioxyd-Produktion bei komatösen und dezerebrierten Patienten wird nur ein langsames Ansteigen des Kohlendioxyd-Partialdrucks zur Atemstimulation erfolgen. Über den Apnoe-Test bei Kindern berichten Rowland *et al.* (1984) und Outwater und Rockoff (1984).

6.3. Hirnnerven- und Hirnstammzeichen

Schwieriger sind die an die Hirnnerven gebundenen Reflexe (Hirnstammreflexe) zu beurteilen, sie stellen aber wichtige Parameter zur Beurteilung der Hirnstammfunktion dar. Sie sind unterschiedlich zu werten, da einzelne Hirnnerven schon im Stadium des Komas funktionsuntüchtig geworden sein können und so als Gradmesser für den fortschreitenden Ausfall der zentralnervösen Funktionen nicht mehr zur Verfügung stehen. Auch muß oft mit stärkeren Reizen stimuliert werden, um einen Reflex auszulösen. Die Untersuchung dieser Hirnnervenreflexe soll aber praktikabel sein und klinisch schwierig auszulösende und auch schwierig zu interpretierende Reflexe sollten nicht mühsam erzwungen werden, um schließlich doch falsch gedeutet zu werden. Die Verlaufsbeobachtung der klinischen Parameter der Hirnstammsymptomatik läßt eine von kranial nach kaudal fortschreitende Schädigung erkennen, nach Jørgensen (1973) sind die Ausfälle aber nicht stufenweise entsprechend ihrer Kern- und Schalttopographie gebunden. Zuerst wird der Vestibularisreflex entfallen, weiters die Lichtreaktion der Pupillen, der Kornealreflex und zuletzt der Hustenreflex und nur selten überdauert die Spontanatmung das Erlöschen aller Hirnnervenreflexe. Allen *et al.* (1978) fanden bei manifestem Koma, Apnoe und isoelektrischem EEG über eine 24-Stunden-Periode in Einzelfällen noch Schnauz- oder Masseter-Reflexe, noch seltener waren Korneal- oder Würgreflexe auslösbar.

6.3.1. Pupillen

Im Hirntod wäre eine weite, entrundete Pupille beidseits zu erwarten, die keinerlei Reaktion auf Lichteinfall zeigt. Eintropfen von Physostigmin oder Kokain sollte die Pupillenform nicht verändern. Eine weite oder gar maximal weite Pupille ist aber nicht obligatorisch, besonders in langsam progredienten Dezerebrationssyndromen beobachtet man auch wechselnd stark erweiterte Pupillen, die final auch nur mittelweit oder, ganz selten, auch eng bleiben. Hier wirken die schädigenden Ursachen nicht gleichzeitig auf die parasympathischen (pupillokonstriktorischen) und sympathischen (pupillodilatorischen) Zentren, so daß es zu diesen unterschiedlichen Bildern kommen kann. Penin und Käufer (1973) sehen die Ursache der engen Pupille im Vollbild des Hirntodes eher als Folge einer Blutstauung in der Iris, die zu einer Pupillenverengung führen kann, als einen parasympathischen Effekt.

Daß die Kenntnis der Anamnese für die klinische Beurteilung wesentlich ist, zeigt allein die Pupillenerweiterung, die nach akutem Herz-Kreislauf-Stillstand noch 60 Sekunden deutlich erkennbar ist. Eine Erweiterung der Pupille tritt auf alle Fälle bei zentraler Anoxie, auch ohne Kreislaufstillstand ein.

Bei komatösen, apnoischen Patienten mit engen Pupillen ist an den Effekt einer sedierend-narkotischen Medikation oder Intoxikation zu denken (Morphium). Weite Pupillen werden durch Glutethimide (Doriden) und Skopolamin verursacht, die Klinik dieser Intoxikation wird aber eher delirant verlaufen. Auch wird hier eine Reversibilität zu erwarten sein, trotz anderer klinischer Hirntodzeichen. Bei Skopolaminvergiftungen sind neben weiten Pupillen auch parasympathische Ausfälle zu sehen. Atropin lokal und ganglienblockierende Medikation wie auch Hypothermie führen ebenso zu einer Mydriasis.

Somit ist die Pupillenerweiterung nicht unbedingt Kriterium für einen Kreislaufstillstand im Sinne eines akuten Herz-Kreislauf-Stillstandes und nicht immer Symptom einer irreversiblen Hirnschädigung. Eine einseitig weite lichtstarre Pupille, selten beidseitig, läßt auch an ein lokales Trauma der Orbita und des Bulbus denken.

Nach Eintritt einer zerebralen Anoxie ist die weite lichtstarre Pupille in etwa 3—4 Minuten zu erwarten. Mydriasis, d. h. eine Pupillenerweiterung über 6 mm wird zum Teil einseitig gefunden, in der Mehrzahl jedoch beidseitig; in seltenen Fällen kann die Mydriasis auch fehlen (Käufer 1973).

Marguth und Lanksch (1973) konnten bei keinem Patienten mit primärer Hirnschädigung und konsekutivem Hirnödem mit Versagen der zerebralen Regulation bei länger als 40 Minuten weiter reaktionsloser Pupille ein Überleben beobachten, trotz einer passageren Erholung anderer Parameter.

Eine amerikanische Sammelstudie (Collaborative Study 1977) ergab bei 187 hirntot abgesicherten Patienten 123 weite Pupillen, 44 Fälle zeigten aber enge Pupillen, die restlichen 15 Fälle hatten seitendifferente Pupillen. Bei zwei Patienten mit engen Pupillen erfolgte der Hirntod nach Intoxikationen.

6.3.2. Kornealreflex

Mechanische Irritation der Hornhaut führt zu einem reflektorischen Lidschluß oder Blinzeleffekt beider Augen. Das Fehlen dieses Reflexes ist kein zuverlässiges Zeichen (Allen *et al.* 1978), auch wird er durch Kornealödem oder Austrocknung der Kornea mit Sensibilitätsverlust nicht mehr auslösbar sein (Walker 1981).

6.3.3. Okulozephaler Reflex (Puppenkopfphänomen)

Dieser Reflex tritt auch bei Neugeborenen physiologisch bis zum 14. Lebenstag auf. Der okulozephale Reflex zeigt eine konjugierte Augenbewegung zur Gegenseite bei heftiger passiver Kopfdrehung zur Seite oder nach oben bei Anteversion des Kopfes bzw. nach unten bei Retroflexion. Beim Hirntod bleiben die Bulbi unverändert in ihrer Position. Dieses Puppenkopfphänomen tritt bei kortikaler Störung auf und erlischt bei Funktionsausfall des Hirnstammes wieder. Die physiologische Basis dieses Reflexes sollen propriozeptive Impulse aus der Nackenmuskulatur sein bzw. dieses Phänomen vom vestibulären System gesteuert werden (Plum und Posner 1980).

6.3.4. Okulokardialer Reflex

Der okulokardiale Reflex zeigt sich als Brachykardie bei festem Druck auf die Bulbi; dies soll beim Hirntod ausbleiben.

6.3.5. Okulovestibulärer Reflex

Fehlende Antwort in Form eines Nystagmus auf Eiswasserspülung (Chloräthylspray) des äußeren Gehörganges wird, mit Ausnahme beim Barbituratkoma, als pathognomisch für den Hirntod angesehen, kann aber auch bei Fällen von tiefem Koma ohne Hinweis für den Hirntod fehlen. Ouaknine *et al.* (1973) verbinden mit diesem Test ein Elektronystagmogramm, das beim Hirntod auch eine flache, isoelektrische Ableitung sowohl bei der spontanen Ableitung als auch beim kalorischen Test ergibt. Dieser Test wird als wesentlich sensibler als die alleinige Eiswasserspülung angesehen und kann auch bei tiefen Komata noch eine Antwort anzeigen, wenn die kalorische Prüfung bereits negativ war. Dieser kalorische Vestibularis-Nystagmus tritt ebenso auf, wenn die Hemisphären bzw. kortikale Funktionen ausfallen, ebenso auch bei Störungen der okulomotorischen Bahnen.

6.3.6. Audiookulärer Reflex

Der audiookuläre Reflex zeigt sich als Lidschlag auf einen lauten knallartigen Reiz. Dieser Reflex findet sich nach eigenen Erfahrungen schon beim Mittelhirnsyndrom nicht mehr und konnte in keinem Fall beim Bulbärhirnsyndrom beobachtet werden.

6.3.7. Würgereflex

Der Würge- oder auch Pharyngealreflex wird durch Berühren der hinteren Pharynxwand ausgelöst, bei erhaltenem Reflex kommt es zu einer Kontraktur der Pharynxmuskulatur und einer Würgeerscheinung. Bei intubierten Patienten wird dieser Reflex durch Manipulationen am Tubus auslösbar, nach längerem Liegen des Tubus wird er nicht mehr sicher zu erhalten sein.

6.3.8. Hustenreflex

Auf Reizung der Trachea mit einem Katheter bis zur Bifurkation, kommt es zu einem spontanen und komplexen Vorgang zwischen Zwerchfellkontraktur und dem Kehlkopfapparat, zum Unterschied des Trachealreflexes, bei dem es lediglich zu einer Zwerchfellkontraktur kommt.

6.3.9. Masseterreflex

Nach Plazierung des Daumens oder Fingers über dem Kinn unter sanftem Druck wird mit leichtem Schlag mit dem Reflexhammer eine Kontraktur des Massetermuskels und Musculus temporalis ausgelöst. Auch dieser Reflex erlischt schon sehr frühzeitig vor Eintreten des klinischen Vollbildes des Hirntodes.

6.4. Spinale Reflexe

Bei der Überprüfung der Reflexqualitäten ist zu beachten, daß die Eigenreflexe als Sehnenreflexe vom Spinalbereich integriert werden und von den hirnstammgesteuerten Reflexen, die besser motorische Schablonen genannt werden sollten, zu unterscheiden sind; hinzugerechnet werden schließlich die Fremdreflexe, wie Bauchdecken- und Kremasterreflex. Der Sehnenreflex ist ein phasischer Muskelstreckreflex, die motorische Schablone oder der hirnstammgesteuerte Streckreflex jedoch ein tonischer Muskelstreckreflex, der ebenfalls spinal organisiert und vom Hirnstamm her gebahnt oder gehemmt wird. Bei Vorhandensein von Streckschablonen oder -synergismen ist also schon vom klinisch-neuropathologischen Bild her kein Hirntod vorhanden oder in Erwägung zu ziehen, da hier Hirnstammaktivitäten im Sinne der Bahnung noch vorhanden sind, so ernst auch die Situation für den Patienten mit Mittelhirneinklemmung sein mag. Da die unterste Schädigungsebene der Hirntotalnekrose im Bereich der Medulla oblongata liegt, können spinale Funktionen nach Ausfall des Gehirns erhalten bleiben und sich meist nach einer Lähmungs- oder Schockphase (spinaler Schock) in Form von Massen- und auch Eigenreflexen manifestieren (Lücking 1970). Das Wiederauftreten und Erhaltenbleiben von peripheren spinalen Reflexen bei nachgewiesenen Hirnstammläsionen und anderen klinischen Zeichen des Hirntodes ist also nicht gegen diesen beweisend.

Ivan (1973), Duven und Kollrack (1970), Bronisch (1969), Becker *et al.* (1970) sprechen bei Ausfall der spinalen Motorik von den nachgeordneten Zeichen des Hirntodes, ist doch nach ursprünglicher Ansicht noch bis Ende der 60er Jahre die Areflexie als obligates Zeichen des Hirntodes gewertet worden. Nach Binder *et al.* (1979), Zander und Cornu (1970) ist das Persistieren von spinalen Reflexen sogar pathognomonisch für die totale zerebrale Ischämie. Es wird immer wieder beobachtet, daß nach mehreren Stunden bis zu zwei Tagen nach Eintritt des Vollbildes der Hirntodsymptomatik mit Null-Linien-EEG, vor allem aber nach Auftreten der Hypotonie, ein Patellar- und Achillessehnenreflex, sowie auch Fremdreflexe ohne Seitendifferenzen, wiederauftreten. Zu diesem Zeitpunkt kommt es auch zu den monophasisch-spinalen Abwehrschablonen, insbesondere im Bereich der unteren Extremitäten bei Setzen von Schmerzreizen etwa an der Fußsohle. Die Erklärung findet sich in der Möglichkeit der spinalen Automation, d. h. nach Schneider (1970) bildet sich nach der totalen ischämischen Nekrose des Gehirns eine Demarkationszone im oberen Halsmark unterhalb der tonsillären Einklemmung, die im weiteren zu einer spinalen Schockphase führt, die reversibel sein kann. Die Dynamik der Einklemmung und der Allgemeinzustand des Patienten bestimmen Ausprägung und Dauer des spinalen Schocks. Ein inkompletter spinaler Schock

Tabelle 4. *Spinale Reflexe beim Hirntod mit Auslösung und Ablauf und Reihung nach der gefundenen Häufigkeit.* Nach Binder et. al., Anaesth u Intensivmed 129 (1979), 103—109

Reflexe	Auslösung	Ablauf
Cremaster-R.	Bestreichen der Oberschenkelinnenseite	Kontraktion des homolateralen M. cremaster
Skrotal-R.	Stichreiz am Skrotum	Wurmförmige Kontraktion der Tunica dartos
Plantarflexion	Bestreichen des lateralen Fußsohlenrandes gegen die Zehen	Tonische Plantarflexion aller Zehen, besonders der Großzehe in den Grundgelenken
Beckenboden-R.	Stichreiz am Perineum	Kontraktion der Beckenbodenmuskulatur
Anal-R.	Stichreiz perianal	Kontraktion des M. sphinkter ani externus
Bulbocavernosus-R.	Stichreiz an der Symphyse	Kurze Kontraktion des M. bulbocavernosus
Erektion-Priapismus	Stichreiz am Penisschaft, spontan oder auf Katheterreiz	Kurzfristige Erektion, Priapismus
Vaginal-R.	Stichreiz am Introitus vaginae	Kurze Kontraktion des M. bulbocavernosus
Großzehen-Extensions-Flexions-R.	Loslassen der Großzehe aus maximaler Extension oder Flexion	Langsam ablaufende Flexion wellenförmig von der 2. zur 5. Zehe
Flucht-R. der unteren Extremität	Stichreiz an der Fußsohle und Unterschenkel	Beugebewegung der gesamten unteren Extremität
Nackenbeuge-Abdominal-R.	Anteflexion des Kopfes	Kontraktion des M. rectus abdominis
Greifreflex der Zehen	Stichreiz an den Zehenballen	Kurze Beugebewegung aller Zehen

Tabelle 4 (Fortsetzung)

Reflexe	Auslösung	Ablauf
Galant-R.	Bestreichen der lateralen Thoraxwand craniocaudal	Kontralaterale Beuge- und homolaterale Wälzbewegung des Oberkörpers
Adduktions-R. der oberen Extremität	Stichreiz am lateralen Pectoralisrand	Adduktion und nachfolgende Innenrotation der entsprechenden oberen Extremität
Achillessehen-R.	Schlag auf gespannte Achillessehne	Kurze Kontraktion des M. soleus
Flucht-R. der oberen Extremität	Stichreiz an der Hohlhand und Unterarm	Spreizen der Finger, Beugung im Ellbogengelenk, Hochziehen der Schulter
Greifreflex der Hand	Stichreiz über den Köpfchen der Ossa metacarpalia	Kurze Flexion der Finger
Bauchhaut-R.	Horizontales Bestreichen der Bauchhaut	Kurze Kontraktion des M. transversus abdominis im entsprechenden Segment

kann somit auch persistierende spinale Reflexe kontinuierlich auslösen lassen. Das Wiederauftreten von spinalen Eigen- und Fremdreflexen spricht also nicht gegen das Vorliegen des Hirntodsyndroms; im Gegenteil, bei Fortdauer oder zunehmendem Ausfall weiterer zentralnervöser Funktionen und ergänzend zu den apparativen Parametern, ist dies eher als zusätzliches Kriterium des Hirntodes zu werten, da hier die Modulation der kortikalen und subkortikalen Zentren zwar wegfällt, der spinale Automatismus aber spinale Reflexe nach Überwindung des spinalen Schocks um so deutlicher zur Ausprägung bringt. Neben den Muskelsehnenreflexen, vorwiegend der unteren Extremitäten, treten nun deutlich spinale Primitivschablonen auf, hauptsächlich in Form von monophasischen Beugebewegungen auf äußere Reize, seltener spontan. Die Tabelle 4 nach Binder *et al.* (1979) zeigt in Übersicht die spinalen Reflexe beim Hirntodsyndrom.

Die reflexauslösende Zone der Primitivschablone eines monophasischen Flexionsfluchtreflexes im Bereich der unteren Extremitäten bei Stimulation an der Sohle nach kompletter Areflexie, dehnt sich in den folgenden Stunden über das ganze Bein aus. Ähnliche Phänomene sind im Bereich der oberen Extremitäten im Sinne einer Innenrotation mit Extension und Pronation zu sehen. Diese primitive Bewegungsschablone im Bereich der oberen Extremitäten tritt meistens wesentlich später als im Bereich der unteren Extremitäten auf, selten innerhalb 6 Stunden nach den übrigen klinischen Zeichen des Hirntodes. Im weiteren Verlauf kommt es auch zum Wiederauftreten des Kremasterreflexes sowie der Bauchhautreflexe und auch der Sehnenreflexe im Bereich der unteren Extremitäten. Der Verlauf dieser Schablonen bzw. Reflexverhalten ist jedoch abhängig von Kreislaufverhältnissen bzw. dem begleitenden spinalen Schock (Gerstenbrand 1973, Jörgensen 1973). Schneider und Matakas (1973) nehmen an, daß charakteristische pathologische Veränderungen des Rückenmarks nach dem Hirntod zum Teil Ursache für autonome spinale Mechanismen sind. Die Entstehung dieser unkoordinierten Spontanbewegungen im Verlaufe des Hirntodes ist demnach die Folge eines Reizzustandes des gesamten Neurons, also auch auf Rückenmarkebene, hervorgerufen durch hypoxische Störung, Zellverfall und Ödem.

Ivan (1973) kann bei 75% aller Patienten, die mit Ausnahme der spinalen Reflexe zum Teil schon über 24 Stunden alle Kriterien des Hirntodes aufwiesen, ein Weiterbestehen entweder eines Muskeldehnungsreflexes, einer Fußsohlenprimitivschablone, eines Bauchhaut- oder Fluchtreflexes der unteren Extremitäten feststellen. Bei 8 von 52 Patienten traten die spinalen Reflexe nach einem initialen Verlust erst nach Abklingen eines spinalen Schocks wieder auf. Zusätzlich fand er 3 tonische Nackenreflexe, ausgelöst durch mäßiges, aber rasches Beugen des Kopfes zum Rumpf: es fand sich dabei der Nacken-Beuge-Abdominalreflex (Kontraktion des Musculus rectus abdominis) in 75%, eine Hüftflexion in 45% und eine Armflexion in 25%. Binder *et al.* (1979) beobachteten das Auftreten spinaler Reflexe und Schablonen im Hirntodsyndrom in wellenförmigen Intervallen, das bevorzugte Auftreten von Reflexen im Bereich der Genito-Anal-Region und den unteren Extremitäten wird durch den Eigenapparat der Intumescentia lumbalis erklärt. Daß bei Schädel-Hirn-Traumen, im Gegensatz zu den Subarachnoidalblutungen, die spinalen Reflexe vermehrt beobachtet werden, wird mit der Mitschädigung des Spinalbereiches der Subarachnoidalblutung nichttraumatischer Genes erklärt, wo es auch zur massiven Einblutung in die Liquorräume des Spinalbereiches kommt. Becker *et al.* (1970) konnten spinale Reflexe bei 5 von 15 bis zum Zeitpunkt des spontanen Herzversagens feststellen. Auch beim Absetzen der maschinellen Beatmung im Hirntod kommt es zu beachtlichen spinalen Automatismen infolge hypoxischen bis anoxischen Reizes auf die spinalen Neuronen. Im Vordergrund stehen hier meist einmalige monophasische Beugebewegungen der unteren Extremitäten. Ropper (1984) fand diese Phänomene auch im Bereich der oberen Extremität bei 5 hirntoten Patienten. Jordan *et al.* (1985) berichten sogar über ein kurzes Aufrichten des Körpers 6 Minuten nach Beendigung der künstlichen Beatmung nach Kreuzen der Arme über der Brust für 10—15 Sekunden.

6.5. Elektroenzephalographie

Die Aktionsströme, die an der Schädeloberfläche abgeleitet werden, zeigen die postsynaptische Dendritenaktivität und Zellmembrantätigkeit der Neurone der Hirnrinde als komplexe Summationspotentiale auf. Diese Spontanaktivität wird durch tiefere Strukturen und deren Impulse modifiziert. Diese bioelektrische Aktivität wird bei bestimmten biologischen Störungen herabgesetzt und erlischt schließlich ganz, vor allem bei länger dauernder Hypoxydose, Anoxie, tiefer Narkose, Vergiftungen und Hypothermie. Im Hirntod wird keine bioelektrische Aktivität mehr über den Hemisphären erwartet. Diese vorwiegend prozeßhaften Vorgänge vom Koma zum Hirntod können in ihrer Schwere und Tiefe und zum Teil auch prognostisch mittels der Ableitung der Hirnpotentiale besser als mit klinischer Beobachtung verfolgt werden. Im tiefen Koma, im Übergang zum Hirntod mit dem irreversiblen Ausfall aller Hirnfunktionen im Sinne der Hirntotalnekrose, über kortikalem, subkortikalem und Hirnstammtotalinfarkt, wird das EEG ein wichtiger Monitor nach adäquater anamnestischer und klinischer Sicherung der Hirntodkriterien. Lediglich bei schwersten Schädelzertrümmerungen und bei bekannter organischer Hirnläsion nach ungünstig verlaufenen neurochirurgischen Eingriffen ist ein EEG und ebenso eine Schwebezeit, d. h. Verlaufskontrolle des Null-Linien-EEGs über 6, 12 oder gar 24 Stunden bis zur endgültigen Diagnose des Hirntodes, sicherlich überflüssig.

6.5.1. Technischer Standard

Soll die bioelektrische Stille der Hirnrinde in Form eines Null-Linien-EEGs ein wichtiges Zusatzkriterium für die Hirntoddiagnostik darstellen, so muß die Ableitung dem geforderten technischen Standard entsprechen, um von einem isoelektrischen EEG (Null-Linien-EEG) sprechen zu können, d. h. um kein falsch positives Ergebnis zu erzielen.

Die Ableitung soll möglichst mittels Nadelelektroden erfolgen, das Programm soll immer unter standardisierten Bedingungen durchgeführt werden: man verwendet dazu auf jeder Seite mindestens vier Nadelelektroden, die in einer bipolaren Reihe geschaltet sind, von frontal nach zentral, von zentral nach temporal und von temporal nach okzipital. Der Elektrodenabstand soll aber nicht zu weit gewählt werden, er soll nach Möglichkeit 10 cm nicht überschreiten. Bei der Eichung mit Nadelfunktionen soll die Empfindlichkeit, der Frequenzgang und die Phasenverschiebung der einzelnen Kanäle überprüft werden. Der Widerstand der beiden zusammengeschalteten Elektroden soll unter 5 Kilo-Ohm liegen und der Eingangswiderstand des Gerätes soll mindestens 2 Mega-Ohm betragen, um eine verzerrungsfreie Ableitung zu ermöglichen. Die Schreibung, die mit maximaler Verstärkung durchgeführt wird, soll mit synchroner Puls- (EKG) und Atmungsregistrierung geschrieben werden. Die Schwierigkeit der Ableitung auf Intensivstationen infolge mannigfaltiger Störfaktoren bedarf einer großen Erfahrung in der technischen Ableitung. Bei Eintreten einer isoelektrischen Stille im EEG bei entsprechender Klinik des Hirntodes ist eine Mindestschwebezeit von 6 Stunden einzuhalten. Verlängerung der Schwebezeit bei Organspendern ist nicht sinnvoll, und wird auch von den meisten Autoren abgelehnt. Während dieser Zeit muß ein EEG nicht dauernd abgeleitet werden, dies ist technisch auch kaum durchführbar, da auf Grund der Manipulationen im Rahmen der Intensivpflege erhebliche Artefakte entstehen. Potentialaufbrüche werden auch bei 10minütiger Ableitung mit 20-Minuten-Intervall voll erfaßt. Die Dauer der hirnelektrischen Stille für die Diagnose eines Hirntodes wird unterschiedlich beurteilt. Nach klinisch und eventuell apparativ gesicherter Diagnose und erstmals nachgewiesenem isoelektrischen EEG unter den vorgeschriebenen Kautelen ist die Dauer der EEG-Schreibung im deutschsprachigen Raum mit 6 zu 12 Stunden begrenzt worden, in der Praxis wird die Dauer von 6 Stunden als genügend anerkannt und praktiziert. Die Deutsche Gesellschaft für Chirurgie hat 1967 eine hirnelektrische Stille von 12 Stunden Dauer als ausreichend angegeben, in Frankreich und Übersee werden wesentlich längere Zeiten, bis zu 48 Stunden, gefordert. In den letzten Jahren ist aber auch hier ein Wandel eingetreten, sogar in den kritischen Stellungnahmen in den USA wird eine Dauer von 6 Stunden für ausreichend angesehen (Goldensohn 1978). Kürzere Zeiten finden sich lediglich bei Barnard von 1 Stunde (zit. bei Winter 1969) und 2 Stunden bei Berkutov *et al.* (1969). Die Dauer von 3 Tagen begründet sich aus der Zeit, als noch Unsicherheit über die Umgrenzung des Begriffs des Hirntods bestand (Bushart und Rittmeyer 1969). Nach Walker (1978) ist allerdings bei Kenntnis einer irreversiblen Läsion und klinischem Befund des zerebralen Todes eine isoelektrische Stille sofort bestimmend für das Vorliegen des Hirntodes.

Detaillierte Angaben über das technische Vorgehen und die international festgelegten Bedingungen finden sich bei Silverman (1975) und vor allem bei Bennett *et al.* (1976).

Bennett *et al.* 1976 fordern bestimmte Bedingungen in ihrem umfangreichen Standardwerk, die sich weltweit auch durchgesetzt haben; besonderes Augenmerk ist auf die Einstellung der Verstärkung und die Empfindlichkeit zu richten: Die Empfindlichkeit des apparativen Systems muß eine Verstärkung erlauben, die eine Hirnaktivität von 2 µV nachweisen läßt. Sollten Artefakte, trotz allergrößter Bemühungen sie auszuschalten, noch mögliche Hirnaktivitäten von 2—3 µV überdecken, so müßten diese konstatiert werden, das EEG kann hier seine Aussagekraft eben nicht beweisen. Oder man kann trotz Artefaktüberlagerungen im EEG noch biologische Aktivitäten des Kortex nachweisen, d. h. ein Null-Linien-EEG ist noch nicht vorhanden.

Die International Federation of Societies for Electroencephalography and Clinical Neurophysiology hat 1970 folgende Forderungen an eine adäquate Ableitung des EEGs zur Beurteilung des irreversiblen Verlustes der Hirnfunktion gestellt (Richter 1970):

1. Absolut lineare Ableitung unter standardisierten Bedingungen,

2. ein erfahrener Arzt hat die Ableitung zu überwachen und die Beurteilung durchzuführen,

3. Dokumentation der Art und Zahl der Elektroden und ihr Abstand zueinander, bei mindestens 8 Ableitungen,

4. Angaben über den Gerätetyp, verwendete Verstärkung, Minimum von 1 mm Schreiberausschlag für 2,5 µV, Angaben über Filter und Zeitkonstante,

5. polygraphische Ableitungen mit EKG, EMG, Atmungsfrequenz,

6. externe Stimulation sensorisch und optisch evozierter Potentiale,

7. Registrierung der Ableitungszeit auch im Abstand zur Reanimation und mindestens zwei Ableitungen innerhalb von 12 Stunden.

Entsprechende Empfehlungen wurden 1969 von der Deutschen EEG-Gesellschaft beschlossen (Kugler 1981) und auch im Anhang wiedergegeben.

6.5.2. Artefakte

Voraussetzung einer verläßlichen Bewertung eines EEG auch unter den schwierigen Bedingungen einer Intensivpflegestation ist neben der Beherrschung der Ableitungstechnik die Erkennung von Artefakten. Störungen ergeben sich in erster Linie aus dem Ableitungsgerät selbst und werden vom Untersucher, der sein Gerät kennt, leicht erkannt werden. Artefakte werden nie zu vermeiden sein, wichtig ist aber, daß man Artefakte als solche erkennt und markiert. Es handelt sich hier um Artefakte, die entweder direkt innerhalb der Leitungskette Patient—Elektrode—Kabel—EEG-Gerät entstehen können, sowie Artefakte auf Grund von Störeinflüssen aus der Umgebung, wie elektrostatische und elektromagnetische Wechselfelder, Hochfrequenzfelder und galvanische Einkoppelungen, meistens sind es 50-Hz-Einstreuungen, die bei modernen Geräten mit 50-Hz-Notch-Filter ausgeschaltet werden können. Hier gehören auch Spannungsartefakte aus der Stromzuführung zum EEG-Gerät durch Stromstöße beim Einschalten von Elektrogeräten in der Umgebung, wie Aufzügen und Baukränen, die zu spikeähnlichen Artefakten führen können (Weinmann 1974). Der Übergangswiderstand, der sich aus der Elektrodenoberfläche und dem vermittelnden Elektrolyten zusammensetzt sowie aus der Kopfhaut, kann sich im Laufe der Untersuchung ändern. Auch treten bei fehlerhaftem Kontakt der Elektrode mit dem Skalp infolge Schweiß oder fettiger Substanzen Wechselstromstörungen auf. Elektrostatische und elektromagnetische Felder aus der Umgebung, wie Stromleitungen, Geräte, Schlauchleitungen und Bewegungen des Personals, führen zu sogenannten temporären Störfeldern. Diese Artefakte sind morphologisch schwieriger zu beurteilen. Die Bewegungsstörungen durch den Patienten bzw. Bewegungen im Raum um den Patienten sind in der Regel langsamer und physiologischen EEG-Potentialen ähnlicher. Weitere Einflußstörungen sind durch Potentialschwankungen aus dem Körper des Patienten selbst, nicht aus dem Gehirn, zu erwarten. Diese Artefakte sind Spannungsschwankungen und entstehen im Umfeld des Gehirns, d. h. nicht nur in der Ableitungstechnologie und im Umfeld des Patienten, sondern als „intrinsic artefacts" im Körper des Patienten selbst. Diese extrazerebralen Artefakte können echte bioelektrische Potentiale überdecken und modifizieren oder sogar vortäuschen. Diese Störungen durch den Patienten selbst werden durch EKG-Einstreuung, Muskelpotentiale, Spontanbewegungen oder Reflexbewegungen, ballistokardische Vibrationen und Pulswellen hervorgerufen. Zur Verdeutlichung der EKG-Artefakte ist das EKG mitzuschreiben, außerdem sollte die Beatmungsfrequenz zum Ausschluß von Atemartefakten ebenfalls mitgeschrieben werden. Zum Ausschluß von Artefakten empfiehlt sich auch eine Monitorableitung von Elektroden über dem rechten Handrücken. Hier können Schüttel- und Bewegungsartefakte aus der Umgebung bzw. Artefakte aus den statisch geladenen Geräten der Umgebung erkannt werden. Auch können während der Ableitung des Null-Linien-EEGs die Skalpelektroden einzeln abwechselnd in den Thoraxbereich im Sinne einer Brustwandableitung des EKGs plaziert werden, um technische Fehler der Ableitung auszuschließen bzw. Störungen der Maschine bzw. deren Funktion zu beweisen.

Die Abb. 2 bis 7 zeigen Beispiele aus der Intensivpraxis, vorwiegend bei Abklärung von Nierenspendern, die zum Teil auch typische bzw. häufige Artefakte aufweisen.

Zur Prognose erreichte Binnie (1975) eine gesicherte Aussage von 99%, Hockaday *et al.* (1965) 80%. So ergeben nach Binnie Restaktivitäten mit langen Intervallen Hinweise für eine schlechte Prognose. Das Auftreten von paroxysmalen Aktivitäten im Sinne von einzelnen „spikes" oder „multipel sharp waves" oder Komplexe von diesen, kombiniert mit langsamen Komponenten, zeigt ebenso eine schlechte Prognose an, wie auch ein anhaltend flaches EEG von 10—20 µV Amplitude. Ähnliches ergibt sich aus einer periodischen Verflachung, wie auch aus monophasischen oder biphasischen Wellen, die länger sind, um als „sharp waves" klassifiziert zu

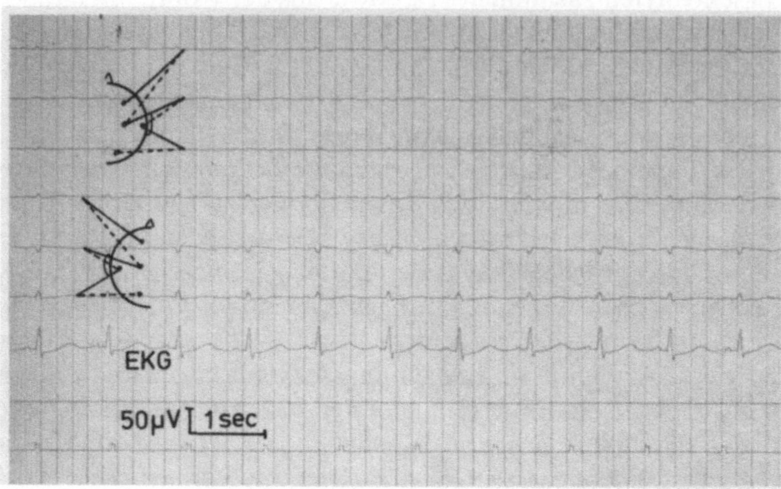

Abb. 2. Isoelektrische Ableitung eines EEGs bei klinisch und angiographisch gesichertem Hirntod bei einem 26jährigen Nierenspender nach Kopfschuß unmittelbar vor der Organentnahme nach 6stündiger Schwebezeit. Pulsartefakt

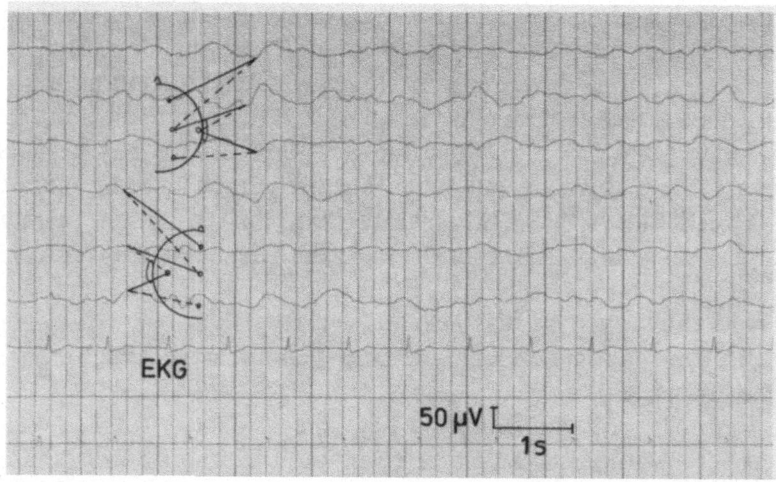

Abb. 3 a. Delta- bis Subdeltaaktivität bei einem 59jährigen Patienten nach schwerem geschlossenen Schädel-Hirn-Trauma und beginnendes Bulbärhirnsyndrom

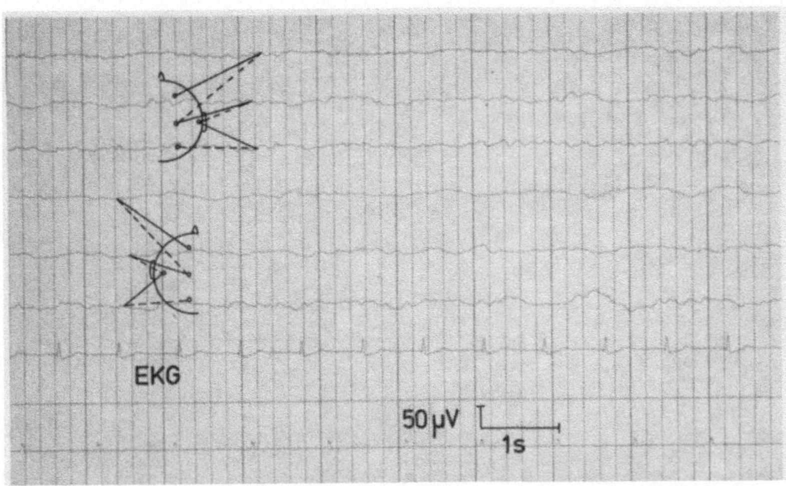

Abb. 3 b. Zunehmende Verflachung des Hirnstrombildes von Abb. 3 a nach
8 Stunden, klinisch bereits Vollbild des Hirntodes

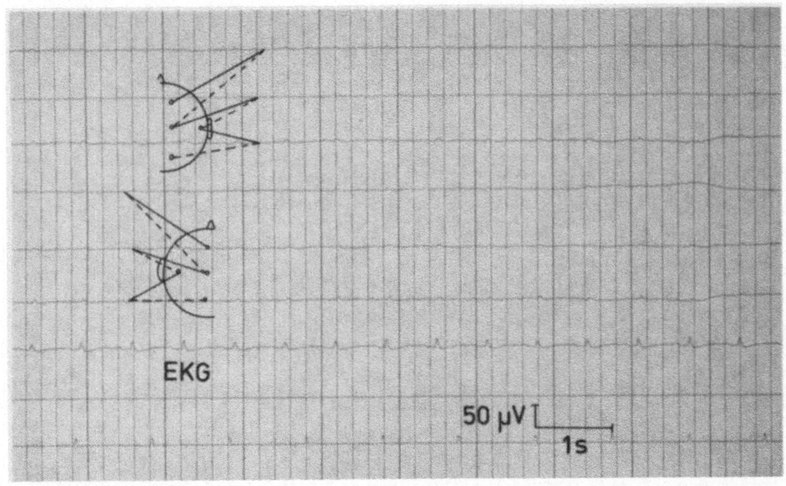

Abb. 3 c. Isoelektrische Ableitung von Abb. 3 a und 3 b nach weiteren 4 Stunden (im
Karotisangiogramm kein Nachweis einer intrakraniellen Perfusion bei Abbruch
der Kontrastmittelsäule im Syphonbereich)

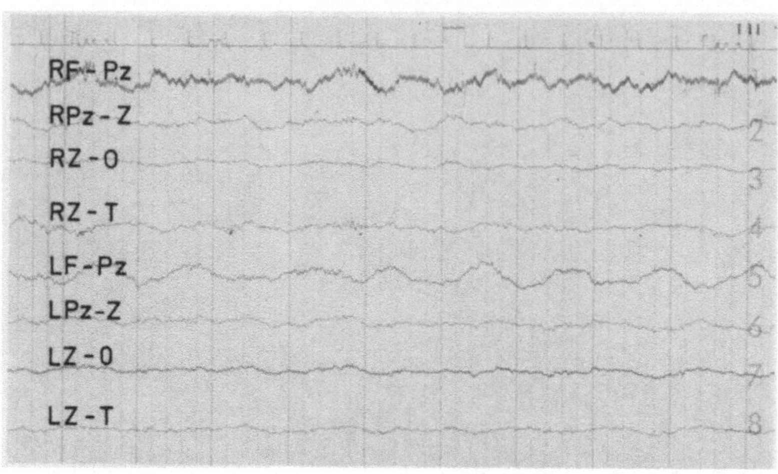

Abb. 4. Restaktivität bei einem Dezerebrationszustand nach Meningoenzephalitis einer 24jährigen Patientin mit beatmungssynchronen Artefakten vorwiegend der frontalen Ableitungen Subdeltawellen vortäuschend, rechtsfrontal Wechselstromartefakt infolge mangelhafter Elektrodenplazierung

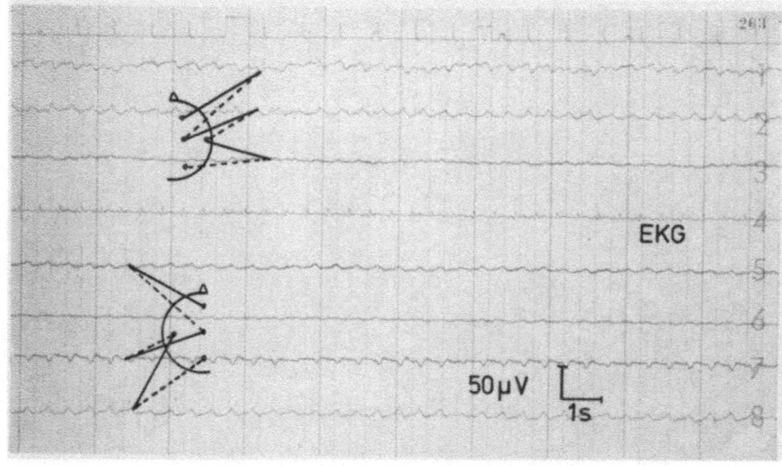

Abb. 5 a. Bei klinisch und angiographisch gesichertem Hirntod nach Meningoenzephalitis bei einer 24jährigen Patientin: im EEG massive Pulsartefakte

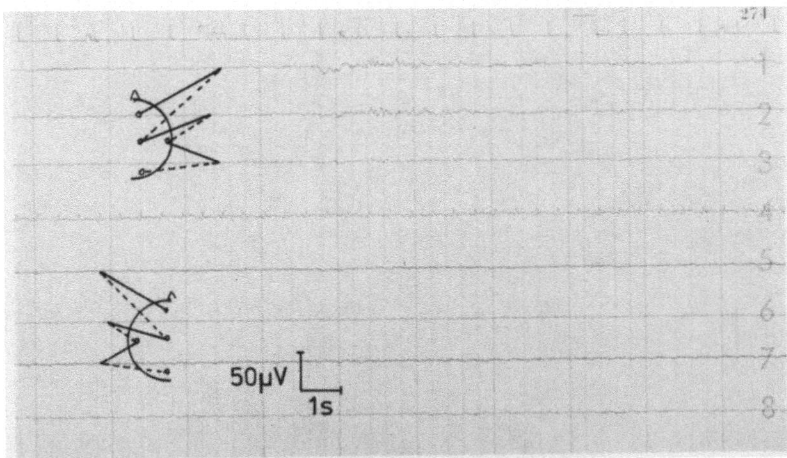

Abb. 5 b. Nach Korrektur der Elektroden und Drähte wie in Abb. 5 a ergibt sich nun ein isoelektrisches EEG mit einem Burst in den rechtshirnigen Ableitungen

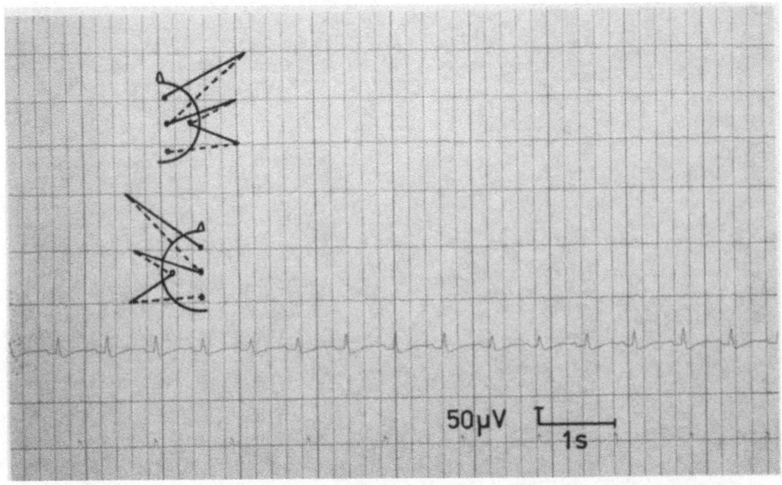

Abb. 6 a. Isoelektrisches EEG bei einem 56jährigen Nierenspender nach klinisch und angiographisch gesichertem Hirntod nach apoplektiformer Hirnblutung mit Ventrikeltamponade

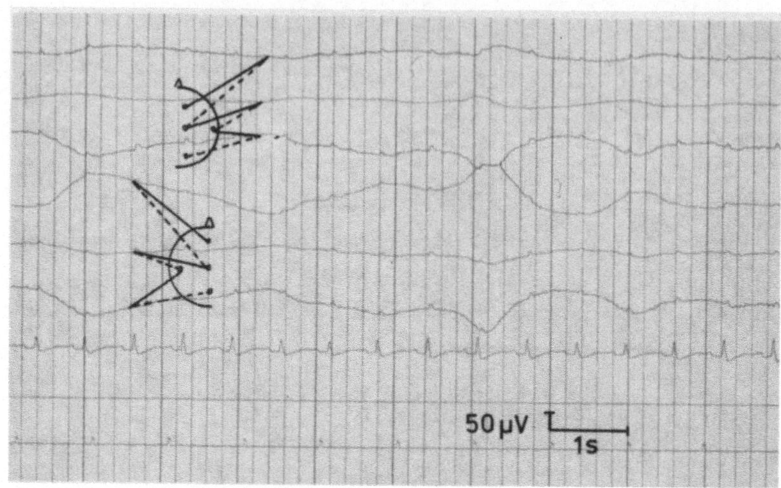

Abb. 6 b. Bei EKG-Artefakt zusätzliche Artefakte, die deutlich von Subdeltawellen zu unterscheiden sind infolge Manipulation am Intubationsschlauch. Patient wie Abb. 6 a

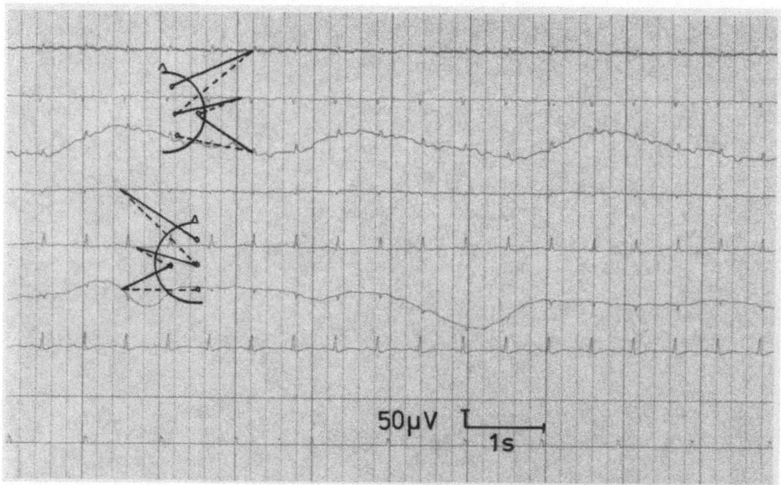

Abb. 7 a. Isoelektrische EEG-Ableitung bei einer 52jährigen Nierenspenderin nach schwerem Polytrauma mit Hirnödem und primärem angiographisch nachgewiesenen Kompressionsstillstand der Hirnzirkulation. Respiratorartefakt in den okzipitalen Ableitungen und EKG-Artefakte

werden. Prognostisch ungünstig ist hier auch das Fehlen von Theta- und Alpha-Rhythmen und das Fehlen einer EEG-Anwort auf Schmerz oder akustische Reize (Bickford und Klass 1966, Chatrian *et al.* 1964, Loeb und Poggio 1953, Lundervold *et al.* 1956).

Einen wichtigen Zufallsbefund konnte Seeley (1954) bei einem bis dahin gesunden Probanden am EEG-Verlauf erheben, der während einer EEG-Ableitung als Routineuntersuchung und zunächst normalem Alpha-

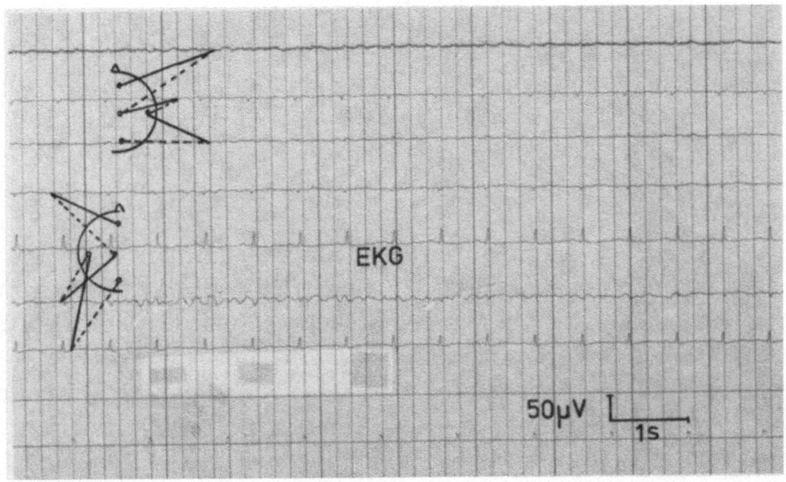

Abb. 7 b. EEG-Ableitung wie in Abb. 7 a. Vorgetäuschte Theta-Aktivität links in der parieto-temporalen Ableitung bei Manipulation am Infusionsgerät, reproduzierbar

Rhythmus einen autoptisch gesicherten Herzinfarkt erlitt. Bereits 5 Minuten nach den klinischen Zeichen des Herzinfarktes kam es zu einer Verlangsamung mit einem 6-Sekunden-Rhythmus, nach weiteren 2 Minuten und 10 Sekunden zu einem 4—4,5-Sekunden-Rhythmus mit Abflachung, nach weiteren 3 Minuten war das EEG flach mit einzelnen „bursts" von 4/sec bei normalen Ableitungsbedingungen. Zu diesem Zeitpunkt wurde der Herztod klinisch festgestellt.

6.5.3. Kritik des EEGs beim Hirntod

Das EEG kann nicht als alleinige entscheidende Untersuchung zur Hirntoddiagnostik herangezogen werden. Auch hat hier das EEG sicherlich nicht jene Bedeutung, die ihm anfänglich zugemessen worden ist. Das EEG als eindeutige Entscheidung für die Hirntoddiagnose, um somit bei Vorliegen eines Null-Linien-Bildes letzte Zweifel zu beseitigen, hieße das EEG überzubewerten. Abgesehen von den Fehlerquellen, die mit jeder apparativer Diagnostik verbunden sein müssen, hieße dies auch, das EEG in eine falsch verstandene Funktion zu drängen. In der kritischen Würdigung einer amerikanischen Arbeitsgruppe (Task Force 1972) heißt es, daß bei Nichtbeachtung oder Zurückdrängen anderer wichtiger klinischer Kriterien bereits ein nur zerebral Toter — neokortikaler Funktionsausfall — mit isoelektrischem EEG als hirntot erklärt werden könnte. Auch nach Kubicki (1971) sollte das EEG nicht überbewertet werden, es hat jedoch eine entscheidende Monitorfunktion. Solange noch Potentiale abgeleitet werden können, haben wir es letztlich trotz entsprechender Klinik mit einem Sterbenden, nicht aber mit einem hirntoten Patienten zu tun, wobei noch an ein Überleben zu denken ist (Bolton *et al.* 1976, Bricolo *et al.* 1971, Tentler *et al.* 1957); erst beim isoelektrischem EEG beginnt die Diskussion über den Hirntod.

Wenn ein klinisch diagnostizierter Ausfall der Hirnstammreflexe exakt zu erheben ist und entsprechend den britischen Hirntodkriterien damit eine verläßliche Methode der Diagnostik vorliegt, so würde eine isoelektrische EEG-Ableitung die Verläßlichkeit nicht erhärten. Umgekehrt kann ein isoelektrisches EEG selbst irreführend sein, vor allem bei Patienten, die letztlich nach Intoxikationen und extremer Hypothermie überlebt haben (Bennett *et al.* 1971, Bird und Plum 1968, Bushart 1968, Green und Lauber 1972, Guignard 1975, Hughes 1978, Jörgensen 1970, Mellerio 1969, Powner 1976, Silverman 1975, Silverman *et al.* 1969, Tentler *et al.* 1957, Walker und Molinari 1977). Auch sind Fälle von Ableitungen mit Restaktivität bekannt, die klinisch als hirntot verifiziert wurden, und letztlich trotz kontinuierlicher Beatmung und intensiver medizinischer Betreuung alle gestorben sind (Ashwal und Schneider 1979, Powner und Fromm 1975). Der Grad der pathologischen Läsionen vor allem im Hirnstammbereich wird von Mohandas und Chou (1971) in Korrelation zu EEG-Verlaufsuntersuchungen untersucht. Es fanden sich Null-Linien-Bilder bei Patienten, die unter den Zeichen des Hirntodes verstarben, bei denen bei der Sektion keine Läsionen im Hirnstamm zu erkennen waren, andererseits zeigten klinisch hirntote Patienten über Tage noch Restaktivität im EEG unmittelbar bis zum Gesamttod; bei der Sektion fand sich eine ausgedehnte Mazeration des Hirnstammes, die nur nach Dauer von Tagen entstanden sein konnte.

Nach Power und Fromm (1975) ist das EEG nicht unbedingt nowendig, die klinische Verlaufsbeobachtung genügt. Hussman (1968) hält das EEG für nicht beweisend für eine biologische Hirntätigkeit, da die Minimalaktivität bei klinischem Vollbild des Hirntodes zum Teil einen elektrischen

Residualeffekt auf physikalischer und nicht biologischer Basis darstellt, und somit die Klinik im Wert der Diagnostik dem EEG weit überlegen ist. Auch Jennett *et al.* (1981) bevorzugen klinische Parameter nach Sicherung des irreversiblen Strukturschadens und bei Ausschluß eines vorübergehenden Funktionsausfalles des Gehirns und halten ein EEG für überflüssig. Untermauert wird diese Haltung durch Analyse von 447 Fällen klinisch hirntoter Patienten, die alle innerhalb weniger Tage nach dieser Diagnose an irreversiblem Herzversagen verstorben waren. Bei einem Teil dieser Patienten wurde noch eine „Aktivität" im EEG registriert, als die klinische Diagnose Hirntod schon gestellt worden war. Umgekehrt fanden sie auch Fälle, bei denen ein tiefes Koma überlebt wurde, aber bei kritischer Würdigung der Anamnese und Befunde sich nie die Diagnose „Hirntod" stellen hätte lassen, da z.B. auch eine Apnoe nicht durch zentrale Ausfälle verursacht worden war.

Daß ein Null-Linien-EEG an sich nicht Zeichen eines irreversiblen Funktionsverlustes des Gehirns darstellt oder anzeigt, soll nicht besonders betont werden, und Green und Lauber (1972) weisen hier auf die Problematik bei Kindern und vor allem bei Barbituratvergiftungen oder u. ä. hin. Eine Erholung wurde hier sogar nach 28 Stunden isoelektrischer Stille beobachtet (Haider *et al.* 1971). Es handelt sich vorwiegend um Vergiftungen mit Barbituraten, Tranquilizern und Trichloräthylen (Powner 1976).

Die Möglichkeit der Reversibilität ist auch bei hypothermischen Zuständen und bei Stoffwechselintoxikationen zu erwarten (Bennett 1978) sowie bei akuten anoxischen Ursachen (Bolton *et al.* 1976, Hockaday *et al.* 1965, Prior 1975) und metabolischen Entgleisungen (Bennett *et al.* 1971, Hughes 1978). Bei Hypothermie darf die Beurteilung des EEGs nur in Zusammenhang mit der Klinik kritisch erfolgen. Nach Prior (1975) treten erste EEG-Veränderungen unter einer Körpertemperatur von 30 °C auf, isoelektrisches EEG wird aber erst bei einer Temperatur unter 20 °C zu erwarten sein (Pearcy und Virtue 1959). Hughes (1978) hält diese Bedingung für sehr theoretisch, und er empfiehlt größte Zurückhaltung bei Berichten, nach denen Patienten mit Null-Linien-EEG überlebt haben. Seiner Ansicht nach scheinen manche Ableitungskriterien und klinische Befunde nicht den strengen Parametern entsprochen zu haben.

EEG-Ableitungen mit isolektrischer Linie nach Kreislauf- und Atemstillstand und folgender Reanimation wurden schon ausführlich von Joufet (1959), Arfel und Fischgold (1961), Bickford *et al.* (1965) und Rossof und Schwab (1968) beschrieben. Einige Autoren zeigen EEG-Analysen, die auf Überlebenschancen bei diesen bedrohten Patienten hinweisen (Hockaday *et al.* 1965, Pampiglione und Harden 1968, Prior und Volavka 1968). Die Anwendung des EEGs erscheint ihnen weniger wertvoll für die Definition des Todes selbst, als für die Prognose.

6.6. Evozierte Potentiale

Evozierte Potenziale sind eine elektrische Antwort des Hirnstammes und der Hirnrinde auf sensible akustische oder optische Reize der Peripherie und werden über die Kopfhaut abgeleitet. Damit kann die Integrität der afferenten sensorischen Leitungsbahnen überprüft werden, d. h. eine substantielle Zerstörung im Hirnstammbereich wird eine Überleitung der afferenten Signale verhindern. Die Ausmittlung der Potentiale erforderte früher eine aufwendige und kostspielige Apparatur und wurde auch nur als Zusatzkriterium empfohlen (Arfel 1976, Kugler 1969, Oftetal *et al.* 1971). Inzwischen wurde die Anwendung dieser Techniken immer mehr klinische Routine (Klug 1982, Lutschg *et al.* 1983, Stöhr *et al.* 1982, Tapie *et al.* 1985).

Die Ableitung evozierter Potentiale erfolgt nach Stimulation sensibler Nerven und deren sensiblen Reaktionspotentiale über dem entsprechenden Feld der Hirnrinde vorwiegend mit somatosensiblen, akustischen und optischen Reize. Mittels elektronischer Mittlungsverfahren werden die niedrigen bioelektrischen Signale bis um 0,05 µV summiert und dadurch verdeutlicht; reizunabhängige Potentialschwankungen, wie Grund-EEG und Muskelartefarkte, eliminiert (Stöhr *et al.* 1982).

Für die somatosensiblen evozierten Potentiale werden bis zu 2000 Einzelreizantworten aufsummiert. Es werden, etwa über den Nervus medianus nahe dem Handgelenk, Reize als Rechteckimpulse von 0,05—0,2 msec und bis 9 mA angeboten, und die Ableitung erfolgt postzentral gegen frontal (C 3—FZ). Die Dauer der Meßstrecke beträgt dabei nur 50 msec, da bei Spätpotentialen Medikamenteneinflüsse mit Artefakten sichtbar werden. Auch auf Intensivstationen werden die Ableitungsbedingungen durch maschinelle Beatmung und Monitore, die ebenfalls Artefakte in den Spätpotentialen hervorrufen können, sehr erschwert. Das Fehlen der somatosensiblen Antworten bei komatösen Patienten zeigt den drohenden Hirntod an, die diagnostische Sicherheit wird aber bezweifelt (Aminoff 1984). Die akustisch evozierten Hirnstammpotentiale werden ebenso über Kopfhautelektroden registriert, mit der Summations-Komputertechnik können die weit ausgedehnten elektrischen Ereignisse des sensorischen Geschehens der Hörbahn von der Cochlea bis zum Kortex über den Hirnstamm aufgenommen werden, und so kann der Beweis für eine Funktion des Hirnstammes direkt erhoben werden. Reize werden akustisch durch Beschallen des Ohres angeboten. Wichtig sind hier die sogenannten „frühakustisch evozierten Potentiale" (brain stem acoustic evoked potentials). Die Untersuchungstechnik ist ausführlich bei Stöhr *et al.* (1982) beschrieben.

Beim Hirntod erhält man keine Reizantwort oder nur die erste Welle der mehrere Wellen umfassenden normalen Summationsantwort.

Starr (1976) betont die Wichtigkeit der akustisch evozierten Hirnstammpotentiale bei transienten toxischen oder metabolischen Katastrophen, wo keine irreversible Destruktion des Gehirns vorliegt und andererseits der Nachweis des Zirkulationsstillstandes zu aufwendig sei. Hier sollen neurophysiologische Kriterien zum Einsatz kommen, da das EEG auch keine Sicherheit für den irreversiblen Funktionsverlust geben kann. Es konnte nur ein passagerer Ausfall der evozierten kortikalen Antworten festgestellt werden (Trojaborg und Jørgensen 1973), eine Aussage über den Funktionsverlust des Hirnstammes erhält man damit nicht. Hall *et al.* (1985) halten die Methode der akustisch evozierten Summenpotentiale bereits für ausreichend sicher und brauchbar für die Hirntoddiagnostik, da sie ihre Untersuchungsergebnisse mit Radionuklid-Hirndurchblutungsmessungen verglichen, vor allem aber bei Intoxikationen, Patienten unter Muskelrelaxantien und unter hochdosierter Barbiturat-Therapie keine klinisch verwertbaren Befunde erheben konnten.

Starr (1976) erhielt von Patienten im Koma bis zum eingetretenen Hirntod mittels Hirnstammaudiometrie bis zuletzt eine Antwort, wenn auch stark verzögert und vor allem abgeschwächt.

Visuell evozierte Potentiale werden nach optischer Reizung der Retina über dem okzipitalem Kortex abgeleitet. Die Reize werden als Blitze von 10 µsec angeboten. Sie werden aber in der Hirntoddiagnostik selten angewendet und noch ihre Anwendung ist noch unsicher (Eisen und Cracco 1983). So fanden Poole *et al.* (1970) keine evozierten Potentiale auf Photostimulation bei isoelektrischem EEG, aber auch nicht bei den Patienten nach klinischer Erholung.

Auch das *Elektroretinogramm* (Wilkis *et al.* 1971) als Antwort auf intermittierende Photostimulation wird mit Stirnelektroden oder infraorbitalen Elektroden simultan mit Kopfhautelektroden zur Registrierung der kortikalen Reizantworten abgeleitet. Bei Vorliegen eines isoelektrischen EEGs findet sich noch längere Zeit ein positives Elektroretinogramm als Zeichen einer geringeren Empfindlichkeit der neuralen Strukturen der Retina auf Anoxie gegenüber dem Kortex. Arfel (1967) wertete nach Photostimulation über der Stirnhirnregion registrierte Antworten aber als retinale Antworten, die noch lange nach eingetretener Null-Linien-Aktivität beim Hirntod zu erhalten sind.

Trojaborg und Jørgensen (1973) leiteten evozierte kortikale Potentiale bei Patienten mit Null-Linien-EEG mittels Elektroretinogramm simultan mit okzipitalen Ableitungen und somatosensorischen Potentialen ab. Bei Fehlen von Hirnnervreflexen konnten keine somatosensorischen Potentiale mehr abgeleitet werden und nur bei einem von 50 untersuchten hirntoten Patienten konnte eine allein durch Photostimulation evozierte Antwort erhalten werden. Hier zeigte sich aber, im Gegensatz zu den übrigen Fällen, eine erhaltene Zirkulation im Karotiskreislauf bei einer Stase im Basilarisbereich. Diese Autoren halten daher das Fehlen von sowohl visuellen als auch somatosensorisch evozierten Potentialen für ein verläßliches Kriterium für den Hirntod bei reaktionslosen komatösen Patienten.

Mehta und Seshia (1976) untersuchten den *Orbicularis-oculi-Reflex* bei drei Kindern im Hirntod-Syndrom mittels Stimulation des sensiblen Nervus supraorbitalis und Ableitung vom Nervus facialis innervierten Musculus orbicularis oculi. Die ausgefallene Hirnstammfunktion zeigte sich hier durch Ausbleiben der Reflexantwort, allerdings konnte eine Antwort am peripheren Nervus facialis registriert werden.

6.7. Subkortikale EEG-Ableitungen (Tiefenelektroden)

Da das EEG mit den Kopfhautelektroden keine direkte Aktivität aus dem subkortikalen Bereich messen kann, wird gelegentlich versucht, über subkortikal implantierte Elektroden abzuleiten. Über Erfahrungen in Einzelfällen berichteten Carbonell *et al.* (1963), Findji *et al.* (1970), Ray und Vogel (1972) und Visser (1969). Hier wurden in Fällen mit isoelektrischem EEG und klinischen Zeichen des Hirntodes aus tieferen Strukturen und Kerngebieten wie dem Thalamus noch Aktivitäten abgeleitet. Jouvet (1959) dagegen konnte bei einem isoelektrischen EEG aus dem Thalamus keine Aktivität mehr erhalten. Klinische und experimentelle Untersuchungen von Okuma *et al.* (1975) mit Tiefenelektroden während stereotaktischer Operationen mit verschiedenen Sedativa und Anoxie zeigen einen simultanen Verlauf der Aktivitätsverlangsamung von Kortex- und Thalamusableitungen im Verlauf der Bewußtseinsveränderungen. Arnold (1976) fragt mit Recht, ob es bei eindeutiger klinischer Hirntoddiagnose und bei Null-Linien-EEG noch sinnvoll sei, eine noch funktionierende Zellgruppe im Hirnstamm mit verlorengegangenen Afferenzen und Efferenzen in der Überlegung der Hirntoddiskussion zu berücksichtigen. Nach Arfel (1976) sind diese Untersuchungen im Vergleich mit den zur Verfügung stehenden Methoden zu kompliziert und unpraktikabel.

6.8. Provozierte Potentiale

Provozierte Potentiale werden durch elektrische Reizung der Hirnrinde selbst ausgelöst. Diese Methode ist nur bei geöffnetem Schädel möglich, sie ist lediglich von wissenschaftlichem Interesse und Spezialisten oder Neurochirurgen bei der Operation vorbehalten und daher für die Hirntoddiagnostik nicht praktikabel, aber denkbar.

6.9. Zerebrale Angiographie

Unter allen heute zur Verfügung stehenden Methoden kann einzig und allein die zerebrale Angiographie den absoluten Beweis für den eingetretenen Hirntod liefern. Sie ist die sicherste Zusatzuntersuchung zur Überprüfung der Gehirnfunktion (Arfel 1976, Bücheler *et al.* 1970, Kricheff *et al.* 1978, Scherzer und Pendl 1973, Vlahovitch *et al.* 1972, Zettler 1975). Gelangt infolge der intrakraniellen Drucksteigerung das Kontrastmittel nicht in die intrakraniellen Gefäße ein, so ist der Nachweis einer inoperablen Situation erbracht, falls es sich um ein Schädel-Hirn-Trauma, eine Spontanblutung oder einen Tumor handelt. Hat sich aber das klinische Vollbild des Hirntodes etabliert, bezweckt die sogenannte terminale zerebrale Angiographie nicht mehr den Nachweis eines operationsbedürftigen intrakraniellen Prozesses, sondern nur noch den Nachweis des bereits eingetretenen zerebralen Zirkulationsstillstandes.

Moniz fiel schon 1940 die bessere Darstellung der Externa- gegenüber den Internagefäßen im Karotisangiogramm bei Fällen mit Hirndrucksteigerung auf. Erstmals dürfte der arteriographisch nachgewiesene Zirkulationsstopp als Zeichen des Hirntodes von Riishede und Ethelberg im Jahre 1953 beschrieben worden sein. Rupprecht und Scherzer (1962) beobachteten 1958 eine beidseitige Siphonstenose nach einem Schädeltrauma mit vollständiger Zertrümmerung des Schläfenlappens und chronischem temporoparietalen Subduralhämatom rechts. Postoperativ kam es bei klinisch günstigem Verlauf zur Normalisierung des Karotisangiogrammes, so daß die Autoren die passagere Siphonstenose als hirndruckbedingt ansahen. Nachdem eine einheitliche Interpretation zunächst im einschlägigen Schrifttum nicht festzustellen war (Riishede und Ethelberg 1953, Horwitz und Dunsmore 1956, Pribram 1961, Krayenbühl und Yaşargil 1965), setzte sich allmählich eine allgemeine Übereinstimmung dahingehend durch, daß die Nichtfüllung der intrakraniellen Gefäße im irreversiblen Koma auf eine hochgradige Druckerhöhung im Schädelinnenraum zurückzuführen sei. Die durch Hirnödem (und Hirnschwellung) verursachte intrakranielle Drucksteigerung ist letztlich verantwortlich für die Unterbrechung der zerebralen Durchblutung beim Hirntod. Thrombosen der großen Hirnarterien liegen autoptisch nicht vor, reflektorische Gefäßspasmen können weitestgehend negiert werden. Die Aggregation der korpuskulären Blutbestandteile während der Stase stellt lediglich ein sekundäres Phänomen dar, so daß die Stase nur auf die Kompression der Gefäße zurückzuführen ist.

Wir stimmen mit Steinbereithner (1969) überein, daß bei klinischen und bioelektrischen Zeichen des Hirntodes eine erhaltene Minimaldurchblutung nicht gegen diesen spricht, vor allem nicht bei schweren Schädel-Hirn-Traumen oder bei intrakraniellen Spontanblutungen. Andererseits kommt aber gerade dem angiographisch nachgewiesenen Zirkulationsstillstand bei Komata mit zerebraler Areflexie und Atemstillstand, ungeachtet der Ätiologie, also selbst im Fall der nutritiven und histotoxischen Hypoxydosen, bei denen Klinik und Null-Linien-EEG erfahrungsgemäß reversibel sein können, die entscheidende Rolle in der endgültigen Beurteilung zu (Käufer *et al.* 1969).

Der Zirkulationsstopp in den intrakraniellen Gefäßabschnitten entwickelt sich nicht plötzlich, sondern allmählich, je nach Ursache und Schwere der ödemauslösenden Noxen mit unterschiedlicher Geschwindigkeit. Dementsprechend sind Art und Geschwindigkeit des Eintritts des Hirntodes von Fall zu Fall verschieden (Schneider 1970). Typischerweise gehen die klinischen Hirntodzeichen dem Zirkulationsstopp voraus. Pathophysiologisch kommt es mit dem ödembedingten Anstieg des Schädelinnendrucks in gleichem Maß zu einer Erhöhung des zerebrovaskulären Widerstandes, welche zuerst eine Verlangsamung und schließlich den Stillstand der zerebralen Durchblutung bewirkt. Dieser physikalische Zirkulationsstopp verschiebt sich mit weiterer Zunahme des intrakraniellen Drucks vom venösen und kapillären Blutbahnbereich in den arteriellen Abschnitt bis zur Eintrittsstelle der großen zuführenden Arterien in den Schädelinnenraum.

Demgemäß lassen sich in der zeitlichen Reihenfolge dieser Entwicklung nachstehende Befunde bei der zerebralen Angiographie erheben:

1. Verlangsamung der Kontrastmittelpassage;

2. alleinige Darstellung des arteriellen Bezirkes (also fehlende Anfärbung der Venen und Kapillaren),

3. partielle Füllung von Hirnarterienhauptstämmen (am längsten erhalten in Form einer fadenförmigen Darstellung des Anfangsteiles der Arteria cerebri media bzw. der Arteria basilaris) und schließlich

4. Abbruch der Kontrastmittelsäule beim Durchtritt der großen zuführenden Arterien durch die harte Hirnhaut, d. h. Zirkulationsstopp der Arteria carotis interna im Siphonbereich und der Arteria vertebralis in Höhe des atlanto-okzipitalen Überganges (Abb. 8 a und b).

Der angiographisch nachweisbare Zirkulationsstillstand in der Arteria carotis interna an der Schädelbasis oder im zervikalen Bereich bzw. in der Arteria vertebralis unterhalb des atlanto-okzipitalen Überganges sind auf eine Stagnation der Blutsäule unterhalb des tatsächlichen (druckmechanisch bedingten) Stopps infolge mangelnder Abflußmöglichkeit zurückzuführen. Der Kontrastmittelabbruch im Verlauf der Arteria carotis interna zeigt sich charakteristischerweise im Siphonbereich, an der Eintrittsstelle in die Schädelkapsel. Die Infarzierung des Gehirns erfolgt durch das Unvermögen des Systemblutdrucks, den intrakraniellen Druck zu überwinden.

Nach unserer Erfahrung läßt sich durch besonders kräftige intraarterielle Injektion des Kontrastmittels oft bei einer zweiten, unmittelbar darauffolgenden Untersuchung ein Teil der stagnierenden Blutmenge sozusagen „auswaschen", wodurch nun der Kontrastmittelstopp höher lokalisiert ist. Aber auch in diesem Fall wird der Stopp nicht aufgehoben, sondern bleibt bestehen.

Das typische Bild des hirndruckbedingten Zirkulationsstillstandes im Karotisangiogramm zeigt Abb. 9: Bei einwandfreier perkutaner Punktion der Arteria carotis communis kommt es zu einer schnellen und kontrastrei-

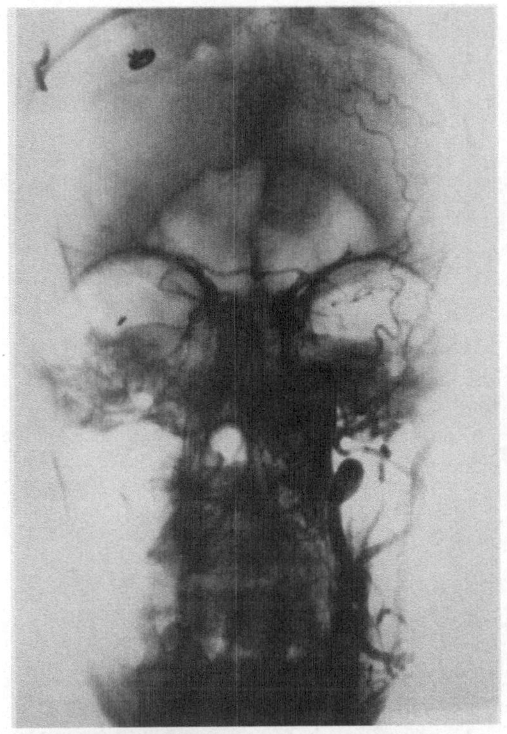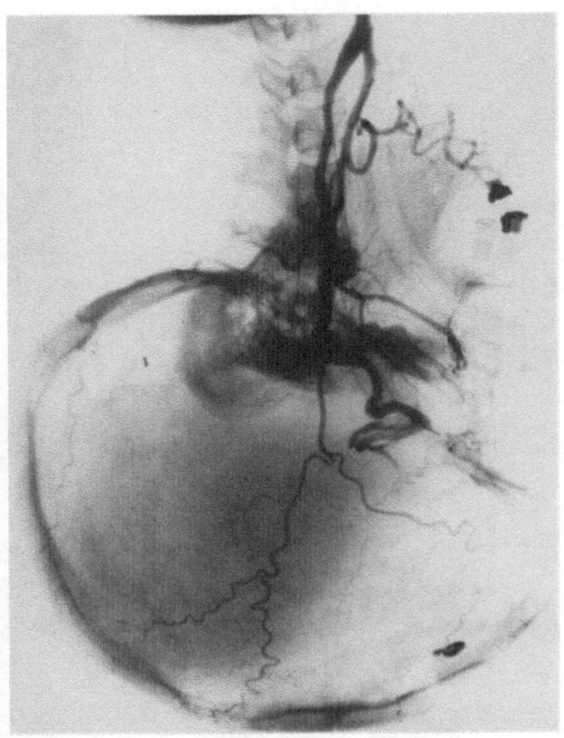

Abb. 8 a

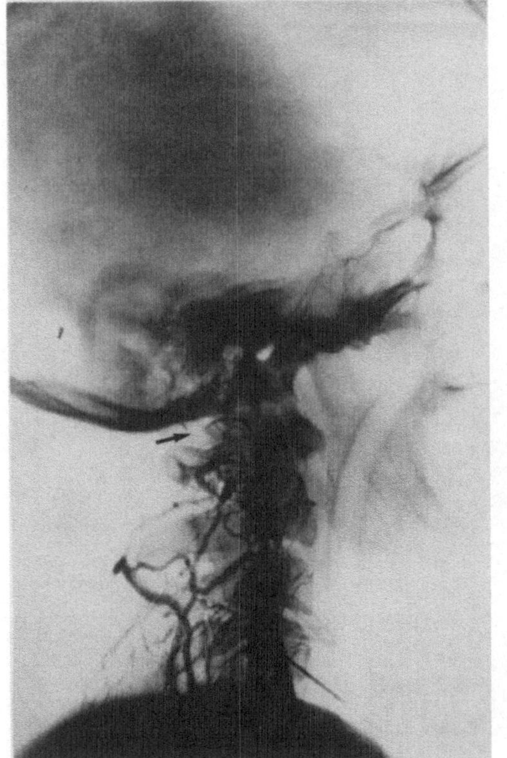

Abb. 8 b

Abb. 8 a. Linksseitige perkuntane Karotisangiographie bei einem 36jährigen Patienten nach Dezerebration infolge epiduralem Hämatom der hinteren Schädelgrube und folgendem Hirntod. Im Angiogramm noch Eindringen des Kontrastmittels in die Schädelbasis über die Arteria communicans anterior, jedoch keine zerebrale Perfusion auch nach 6 Sekunden nach Injektionsbeginn zu erkennen

Abb. 8 b. Gleicher Patient wie in Abb. 8 a. Bei der perkutanen Vertebralisationsangiographie Abbruch der Vertebralisfüllung noch außerhalb der Schädelkapsel (Pfeil), retrograde Füllung der Nackengefäße

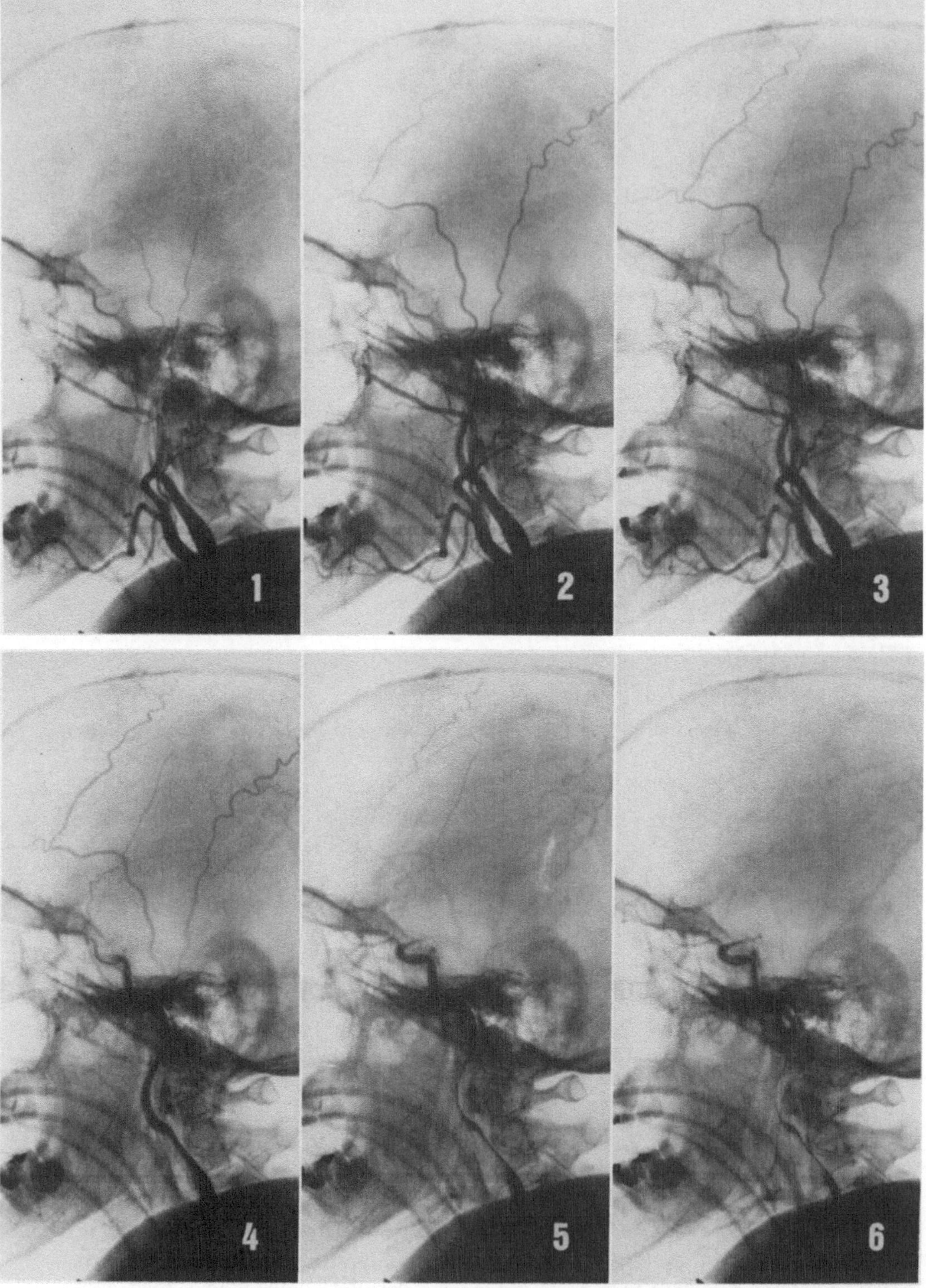

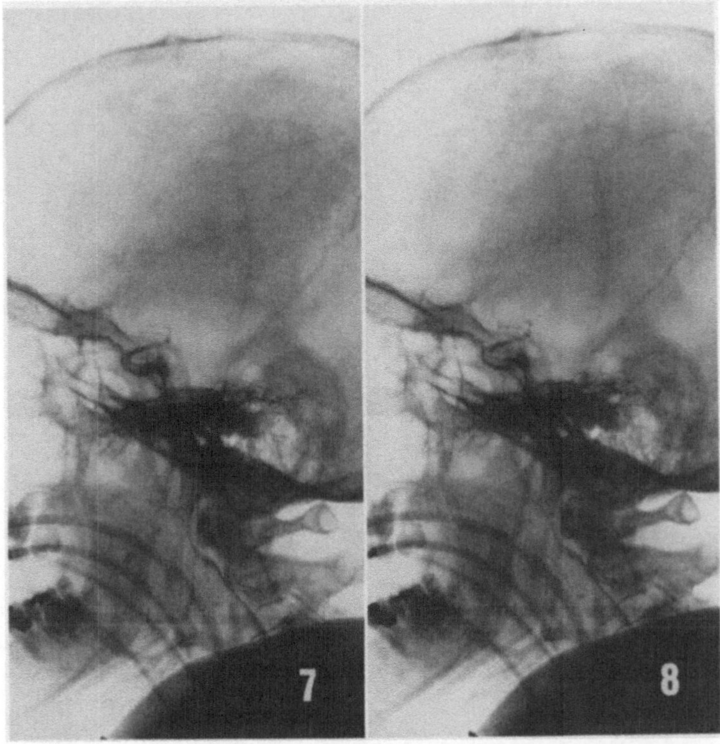

Abb. 9. 8-Sekunden-Serien-Karotisangiogramm im seitlichen Strahlengang bei einem schweren gedeckten Schädelhirntrauma eines 40jährigen Patienten mit klinischen Zeichen des Hirntodes. Bei normaler Passage des Kontrastmittels im Carotis-externa-Bereich innerhalb 6 Sekunden nach Injektionsbeginn kommt es nur verzögert zum Ansteigen des Kontrastmittels zum Syphonbereich ohne Eindringen in die Schädelkapsel, aber allmählich Ausspülung des Kontrastmittels retrograd aus der Arteria carotis interna. Die Meningealgefäße sind ab 2 Sekunden zu erkennen, das Kontrastmittel bleibt über 8 Sekunden darin sichtbar

chen Externafüllung. Die Darstellung der Arteria carotis interna vollzieht sich hingegen langsamer, hinkt also — zeitlich gesehen — etwas nach. Dieser Befund ist deshalb auffallend, weil sich normalerweise das Interna- vor dem Externagebiet füllt. Knapp oberhalb des Karotissiphons bricht die Kontrastmittelsäule ab, im vorliegenden Fall nicht brüsk, sondern „wasser- fallartig". In ungefähr der Hälfte der Beobachtungen stellt sich die Arteria ophtalmica dar. Bei späteren Kontrollangiographien kann man mitunter insofern eine weitere Progredienz beobachten, als der Zirkulationsstopp eine scharfe Begrenzung zeigt, die nun mehr proximal in der Arteria carotis interna lokalisiert ist, so daß auch die Arteria ophthalmica keine Füllung mehr aufweist.

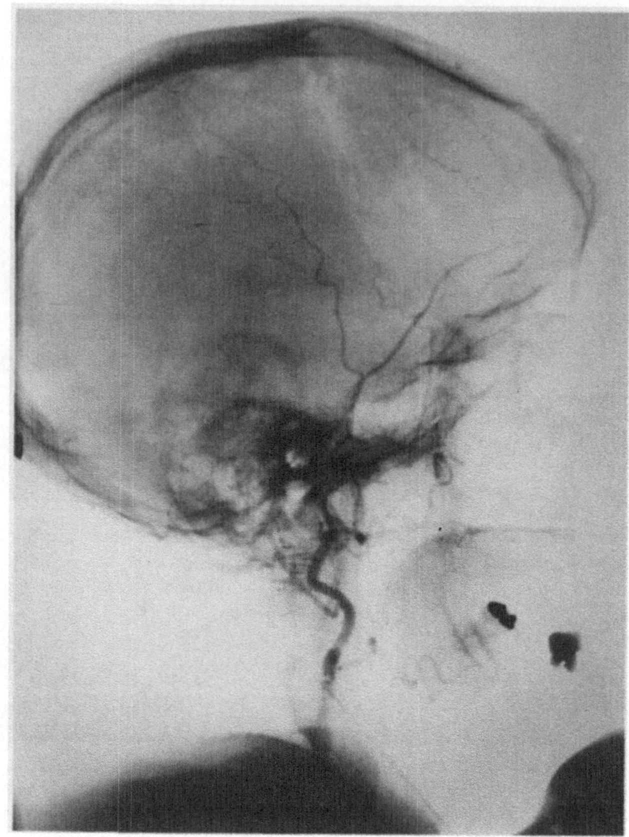

Abb. 10. Vorgetäuschter intrakranieller Zirkulationszustand infolge fehlerhafter Funktion nur der Arteria carotis externa. Dieses letzte Bild der 6-Sekunden-Serie zeigt deutlich die zu hohe Punktion über der Karotisgabel, nur zarter und unzureichender Rückfluß des Kontrastmittels in die Arteria carotis interna

Klinisch handelt es sich bei dem in Abb. 9 demonstrierten Fall um ein schweres Schädeltrauma mit Koma, Atemstillstand, allgemeiner Areflexie, beidseits weiten und lichtstarren Pupillen. Der Befund entstammt einem Serienangiogramm mit Expositionsbeginn im Abstand von 1 Sekunde nach intraarterieller Injektion. Dies entspricht der von Newton und Couch (1960) sowie von Brenner und Zaunbauer (1966) beschriebenen Untersuchungstechnik: 7—8 cm^3 hochkonzentrierten Kontrastmittels in weniger als 2 Sekunden eingespritzt, erste Aufnahme 1 Sekunde nach Beginn der Injektion, Dauer der Serie üblicherweise 6 Sekunden, bei Verdacht auf Strömungsverlangsamung jedoch auch wesentlich länger. Eine Füllung des distalen Karotisbereiches war auch auf den späteren Bildern dieser Serie nicht eingetreten.

Der äußerst wichtigen differntialdiagnostischen Abgrenzung des hirndruckbedingten zerebralen Zirkulationsstillstandes von anderen Zustandsbildern und vor allem von Artefakten ist besondere Aufmerksamkeit zu widmen.

Abb. 10 zeigt eine nahezu isolierte Kontrastmittelfüllung der Arteria carotis externa durch fehlerhafte (zu hohe) Plazierung der Punktionsnadel. Retrograd kommt es zu einem geringen Rückfluß in die Arteria carotis communis und andeutungsweise auch in die Arteria carotis interna knapp oberhalb der Bifurkation. Auf solche Weise kann ein Zirkulationsstopp im Internakreislauf vorgetäuscht werden. Ein derartiger Irrtum ist leicht zu vermeiden, wenn die Punktionsstelle auf den Angiographiebildern zu erkennen ist.

Die Abb. 11 a—c stammen von einer Patientin, die nach einem rezenten Schädeltrauma in bewußtlosem Zustand mit einer pseudoschlaffen Hemiparese aufgenommen wurde. In der arteriellen Phase des Angiogramms findet sich bei Punktion der Arteria carotis communis tief am Hals ein Abbruch der Internafüllung an der Schädelbasis, wogegen sich das Externagebiet bereits bis in die Peripherie dargestellt hat (Abb. 11a). Knapp unterhalb der Karotisgabel erkennt man eine nach oben und vorne konvexe Aufhellungslinie, welche einen Artefakt im Füllungsgebiet vermuten läßt. Das letzte Bild des Serienangiogramms (Abb. 11 b) beweist die Richtigkeit dieser Aufnahme. Es ist ein intramurales Depot zurückgeblieben, in das man eben noch die Nadelspitze eintauchen sieht. Die intrakraniellen Gefäßabschnitte kommen nur schattenhaft zur Darstellung. Eine Kontrollangiographie zeigt ein völlig normales Angiogramm (Abb. 11 c). Daraus ergibt sich die Forderung, daß die Lage der Spitze der Injektionsnadel mit abgebildet werden muß. Nur so ist eine Beurteilung der exakten Nadelposition möglich, die ihrerseits Aufschluß über einen punktionsbedingten Gefäßspasmus zu geben vermag (Decker 1956).

Daß die fehlerhafte Plazierung der Nadelspitze oft übersehen wird, beweist das folgende Beispiel der Abb. 12 a und b: die Karotisangiographie ergab bei der 43jährigen Patientin mit Hemisyndrom links eine fehlende Darstellung der intrakraniellen Gefäße (Abb. 12 a). Unter Belassen der Nadelposition und Einstellung auf den Halsbereich wurde sogleich eine zweite Serienangiographie angeschlossen (Abb. 12 b). Eine spastische Verengung der Arteria carotis interna in Höhe des 2. und 3. Halswirbelkörpers kann differentialdiagnostisch von einem lokalisierten Gefäßprozeß unterschieden werden, ein kleines Extravasat im Halsbereich als Ursache des Gefäßspasmus ist zu erkennen. Präexistente Gefäßanomalien oder alte thrombotische Arterienverschlüsse können, vor allem wenn nur einseitig angiographiert wird, einen Kompressionsstillstand der Hirndurchblutung vortäuschen. Aber auch beiderseitige derartig neuroradiologisch sichergestellte Veränderungen sind, worauf im einschlägigen Schrifttum schon

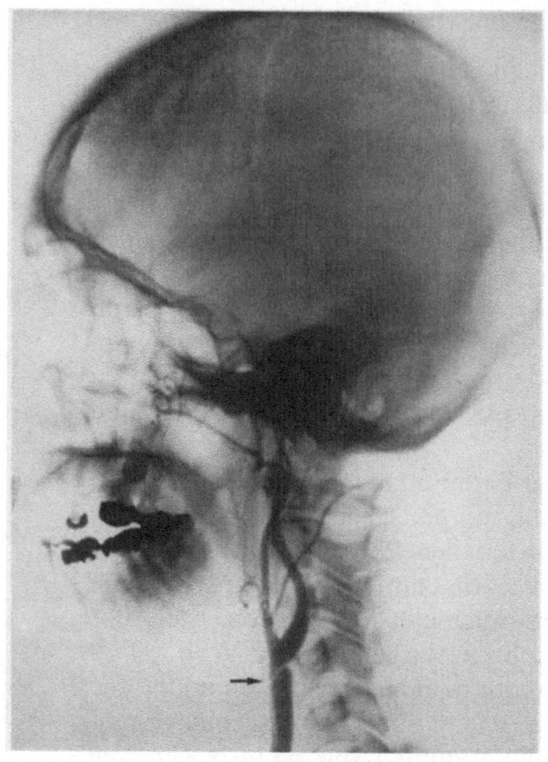
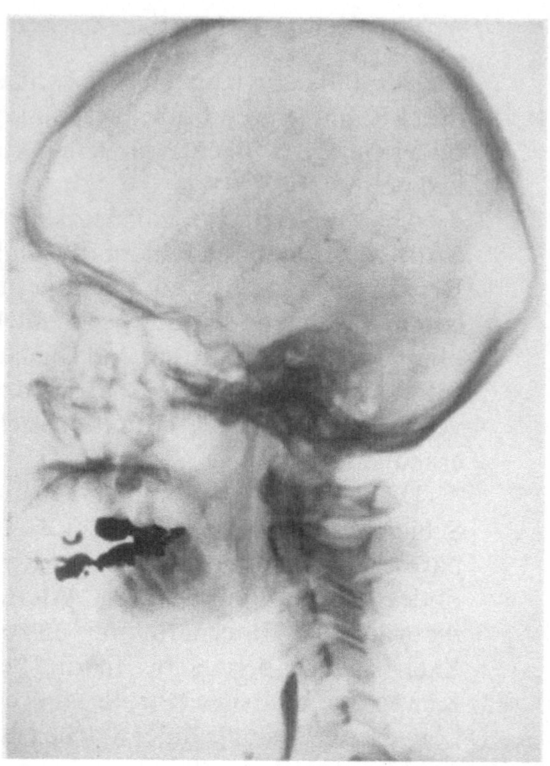

Abb. 11 a. Erstes Bild einer perkuntanen Karotisangiographie mit fehlender Darstellung einer zerebralen Zirkulation bei einer 30jährigen Patientin mit geschlossenem Schädelhirntrauma. Der Pfeil markiert das bereits hier angedeutete intramurale Kontrastmitteldepot infolge fehlerhafter Punktion

Abb. 11 b. Im letzten Bild der 6-Sekunden-Serienangiographie wie Abb. 11 a zeigt sich nun das intramurale Depot deutlich, nur schattenhafte Füllung der intrazerebralen Gefäßabschnitte infolge der Fehlpunktion, nicht auf Grund einer Hirndrucksteigerung (Abb. 11 c)

Abb. 11 c. Neuerliche Karotisangiographie des 30jährigen Patienten wie in Abb. 11 a, b. Nun ausreichende Darstellung der intrazerebralen Gefäßabschnitte schon 1 Sekunde nach Injektion des Kontrastmittels

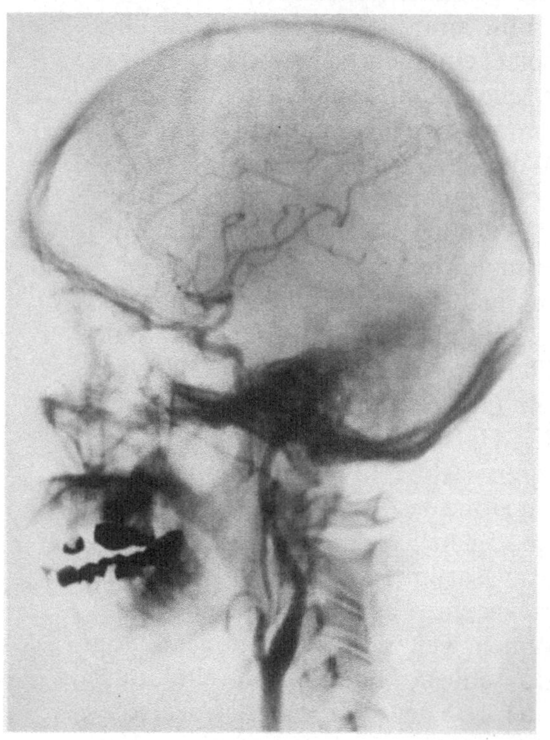

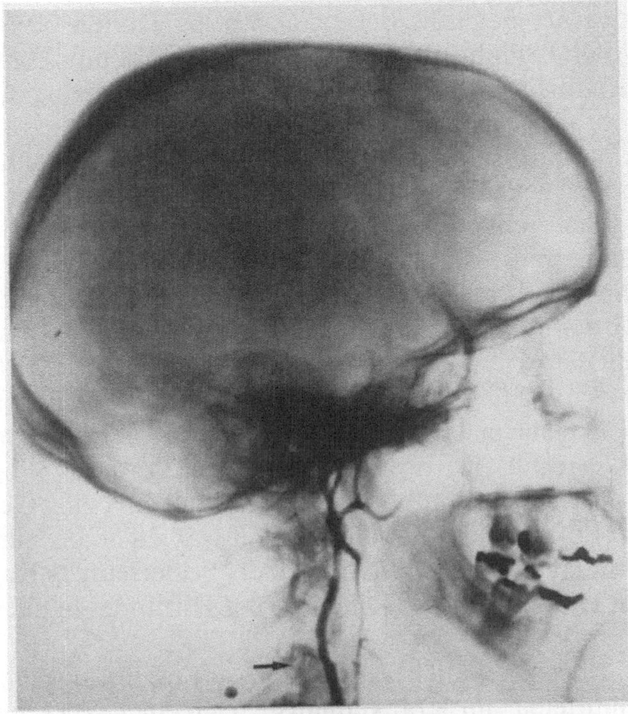

Abb. 12 a

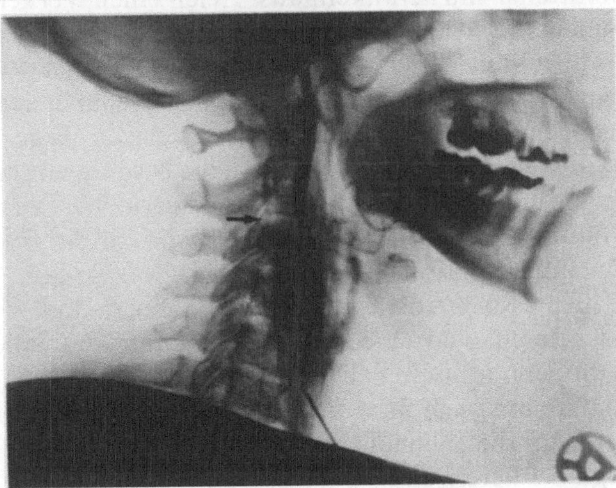

Abb. 12 b

Abb. 12 a. Rechtsseitige Karotispunktion und fehlende Darstellung der intrakraniellen Abschnitte. Der Pfeil markiert eine zunächst als sklerotischen Prozeß interpretierte Gefäßwandveränderung

Abb. 12 b. Abermalige Serienangiographie mit Halseinstellung bei selber Nadellage wie Abb. 12 a zeigt deutlich einen Gefäßspasmus der Arteria carotis interna (Pfeil) als Ursache der zunächst fehlenden intrakraniellen Gefäßdarstellung. Geringes Extravasat im Bereich der Punktionsstelle

wiederholt hingewiesen wurde (Beraud *et al.* 1965, Dontger 1963, Hardesty 1968, Murphey und Shillito 1959, Wrigley *et al.* 1967) unter Umständen mit dem Leben vereinbar und können manchmal mit nur geringen oder sogar fehlenden zerebralen Ausfällen einhergehen.

Abb. 13 a und b stammen von einem 14jährigen nach schwerem Schädeltrauma tief bewußtlosen Mädchen. Trotz einwandfreier technischer Durchführung der rechtsseitigen Karotisangiographie und Wiederholung der Untersuchung mit neuerlicher Arterienpunktion kommt es zu keiner Darstellung der intrakraniellen Gefäße. Auf der Frontalabbildung bricht die Kontrastmittelfüllung der Arteria carotis interna im Siphonbereich jäh ab, es färbt sich die Arteria ophthalmica an (Abb 13 a). Die Zirkulation im Externagebiet ist normal. Die anschließende Karotisangiographie links (Abb. 13 b) deckt einen massiven Cross-flow über die Arteria communicans anterior in das rechte Karotisversorgungsgebiet auf. Ob bei der erst 14jährigen Patientin ein thrombotischer Verschluß oder eine Gefäßanomalie vorlag, bleibt offen. Der klinische Verlauf war jedenfalls günstig. Diese Beobachtung unterstreicht die Wichtigkeit der beiderseitigen Karotisangiographie, die im Hinblick auf die Diagnose des Hirntodes in allen Fällen zu fordern ist.

Eine Rarität des zerebralen Zirkulationsstillstandes bot ein 20jähriger Mann, der unmittelbar im Krankenhausbereich einen Verkehrsunfall mit schwerstem Schädelhirntrauma erlitt. Eine Stunde später wurde bei dem klinisch bereits hirntoten Verletzten ein Angiogramm angefertigt (Abb. 14). Dieses zeigt ein riesiges Kontrastmitteldepot im Sellabereich, das einem traumatischen arteriovenösen Aneurysma entspricht. Eine Füllung der Hirnarterien wird vermißt, wofür wohl auch die besonderen hämodynamischen Verhältnisse infolge der Fistelbildung verantwortlich zu machen sind. Bei massiver Blutung aus dem Epipharynx verstarb der Patient wenige Minuten später unter den Zeichen des Kreislaufversagens.

Daß mit Hilfe massiver entwässernder Maßnahmen und Wechseldruckbeatmung des öfteren eine Wiederdarstellung intrakranieller Gefäßabschnitte nach angiographisch nachgewiesenem Stopp im Siphonbereich erreicht werden konnte (Agnoli *et al.* 1970), bedeutete keine klinische Hilfe für die Betroffenen, die schließlich doch ad exitum kamen. Agnoli und Mitarbeiter argumentieren, daß der Zirkulationsstopp für die Diagnose des Hirntodes deshalb nicht beweisend sei und berichten über 6 entsprechende Fälle, bei denen es nach entwässernden Maßnahmen im Kontrollangiogramm wieder zu einer Darstellung intrazerebraler Gefäße kam. Allerdings sind 5 von den 6 Patienten verstorben. Für den einen überlebenden Patienten, bei dem es nach einem Status epilepticus zu einer minimalen Füllung der Arteria carotis interna zum Mediabereich gekommen ist, liegen keine Angaben korrespondierender Untersuchungen, wie etwa EEG, vor. Wir halten diese Demonstration nicht für beweisend. Es ist nicht einzuse-

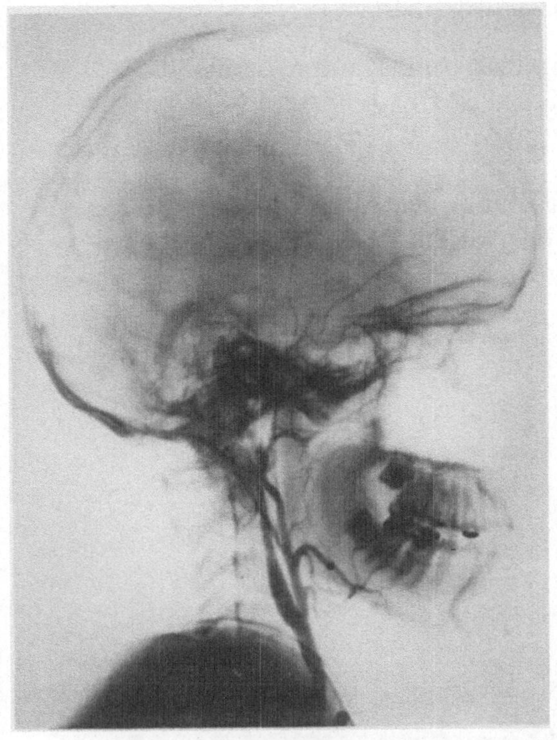

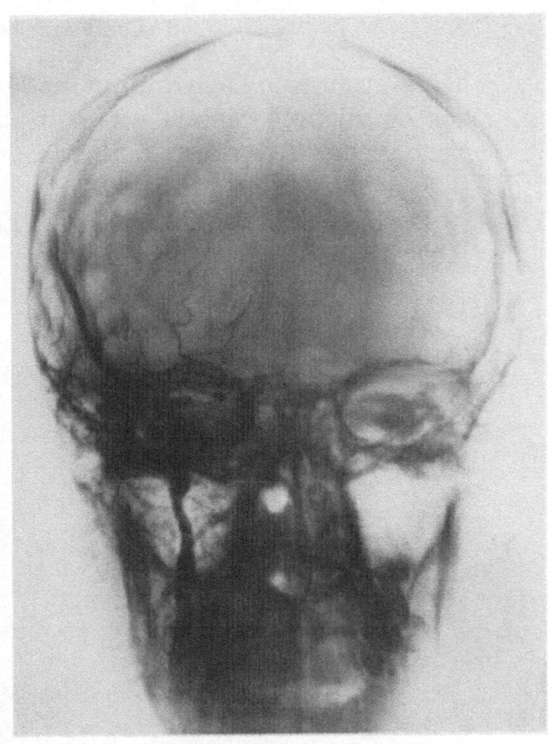

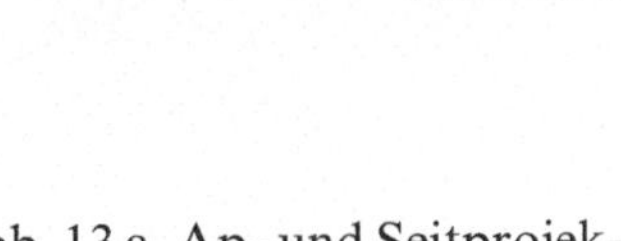

Abb. 13 a

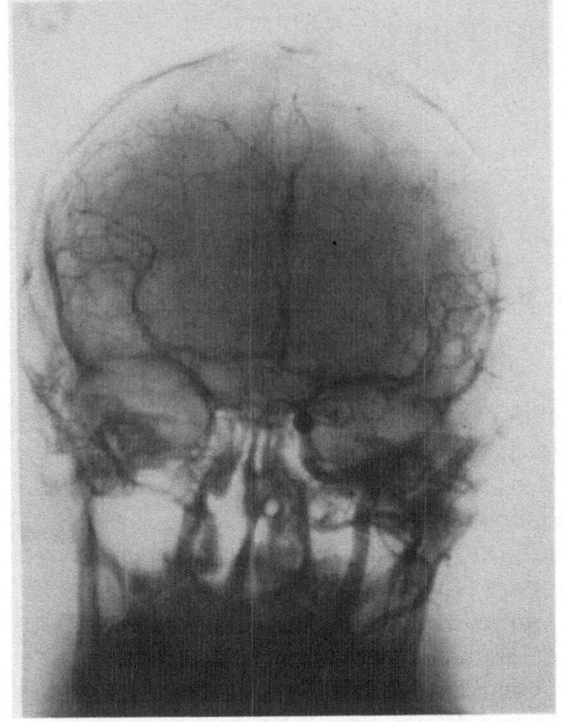

Abb. 13 b

Abb. 13 a. Ap- und Seitprojektion 4 Sekunden nach Injektion des Kontrastmittels im rechtsseitigen Karotisangiogramm bei einem 14jährigen Mädchen mit schwerem gedeckten Schädelhirntrauma. Keine Füllung der intrakraniellen Gefäßabschnitte. Dringlicher Verdacht auf zerebralen Zirkulationsstillstand

Abb. 13 b. Ap-Projektion der linksseitigen Karotisangiographie wie Abb. 13 a. Schon nach 2 Sekunden ausreichende Darstellung aller intrakraniellen Gefäßabschnitte auch infolge eines Cross-flows der Gegenseite, vermutlich infolge Gefäßanomalie

hen, warum eine Dehydration bei Hirndruck mit Kompressionsstillstand der Zirkulation klinisch wirksam werden kann, wenn die Stase in den Venolen und Arteriolen kaum eine ausreichende Perfusion im kapillären Bereich zuläßt.

Der Systemblutdruck soll zum Zeitpunkt der Angiographie normale Höhe haben, d. h. er muß mindestens über 90 mm Hg systolisch vorhanden

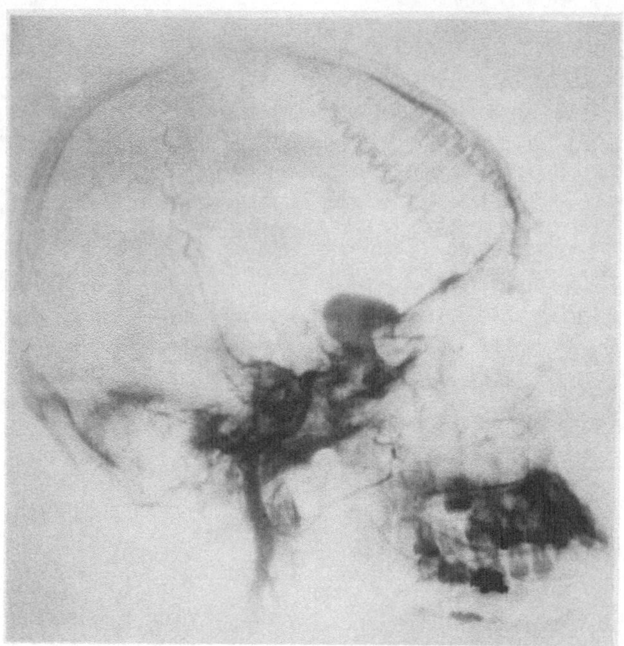

Abb. 14. Fehlende intrakranielle Darstellung der Carotis-interna-Abschnitte infolge traumatischer AV-Fistel im Sinus-cavernosus-Bereich mit klinischem Bild des Hirntodes

sein. Liegt ein Blutdruckabfall vor, so kann bereits ein sogenannter Zirkulationsstopp durch intrakranielle Druckerhöhung angiographisch nachzuweisen sein, wird jedoch der Kreislauf in Gang gebracht, so kann der nun höhere systolische Blutdruck den vielleicht nur mäßig erhöhten Schädelinnendruck wieder überwinden, und es kommt wieder eine intrakranielle Zirkulation zustande. Schon eine Zirkulationsverzögerung im Angiogramm kann für die Prognose verwertbare Hinweise geben: nach Salah *et al.* (1972) haben Patienten mit Tentoriumeinklemmung bei einer verlangsamten Zirkulationszeit von 5,3—6 Sekunden bis zum Auftreten der venösen Phase nicht mehr überlebt, bei Lorenz (1969) 17 Sekunden; Vogelsang und Rieck (1978) stellen fest, daß mehr als 8 Sekunden nicht überlebt werden.

Der Zirkulationsstillstand im extrakraniellen Bereich der Arteria carotis interna kann zwar durch erhöhten Injektionsdruck überwunden werden, dabei kann die Stagnation des Kontrastmittels in arteriellen Abschnitten für eine Zeitdauer von 4—20 Minuten beobachtet werden. Auch dies bedeutet letztlich Stillstand der lokalen Hirnzirkulation. Vlahovitch *et al.* (1971) erreichen zwar mit einer Überdruckinjektion von 30 ml in die Karotiden eine Darstellung bis zu den Arteriolen, ein Übergang in den venösen Abschnitt läßt sich aber bei zirkulatorischen Stasen nicht nachweisen. Es werden hier 3 Zirkulationsmuster bei Patienten mit Hirntod beschrieben:

1. Arterielle Stagnation des Kontrastmittels ohne Darstellung der venösen Schenkel auch über längere Beobachtungszeit, bei diesem totalen zirkulatorischen Stillstand verschwindet das Kontrastmittel langsam retrograd durch Auswaschung aus den Karotiden;

2. „Bewegung" des Kontrastmittels durch Umgehungskreislauf über den Circulus Willisii zur gegenseitigen Arteria carotis interna und in das vertebrobasiläre System oder Perfusion der Arteria ophthalmica;

3. in wenigen Fällen konnte eine venöse Füllung mit entsprechend hohem Injektionsdruck erzwungen werden, was letztlich nur einem Artefakt entspricht, da unter diesen Umständen eine metabolische Ausnutzung des Kreislaufs nicht möglich ist.

Es stellt eine fragwürdige Maßnahme dar, mit Überdruck die Füllung der intrakraniellen Gefäße bei nachgewiesenem Zirkulationsstopp zu erzwingen. Man muß hier auf den Unterschied zwischen angiographischen und zirkulatorischem Stillstand hinweisen. Schon eine markante Durchblutungsverlangsamung im Angiogramm stellt bei schweren Schädelhirntraumen ein Zeichen des Hirntodes dar. Die Überdruckangiographie mit Erzwingung einer intrakraniellen Gefäßdarstellung erlaubt es keineswegs, eine günstigere Prognose des klinischen Zustandes zu stellen, und ändert auch nicht den Aussagewert der üblichen zerebralen Angiographie, sondern liefert uns lediglich ein falsches Bild von den tatsächlichen Zirkulationsverhältnissen. Das durch Injektion in die Arteria carotis communis eingebrachte Kontrastmittel folgt entsprechend den Gesetzen der Hämodynamik dem Blutstrom, der sich in jene Arterienbezirke richtet, deren Gefäßwiderstand (zu überwindender intravasaler Druck) am geringsten ist, d. h. im Fall des hirndruckbedingten zerebralen Todes in das Externagebiet. Die Befunde der Arteriographie im Überdruckverfahren stellen wie erwähnt nur Artefakte dar, welche die wirklichen zirkulatorischen Gegebenheiten nicht mehr widerspiegeln.

Die eventuell nach operativer Druckentlastung (bilaterale breite Trepanation) oder nach medikamentöser Blutdruckanhebung zu beobachtende Wiederdarstellung intrakranieller Gefäßbezirke bringt in Fällen, welche zuvor die klinischen, bioelektrischen und angiographischen Kriterien des

Hirntodes aufwiesen, keine Hilfe. Die Auffüllung des zerebralen Gefäßbaumes entspricht hier gleichfalls bloß einem physikalischen Phänomen, ohne daß eine nutritive Verwertung des Blutes, sofern es bis in die Kapillaren gelangt, erfolgen könnte.

Von größter Wichtigkeit erscheint uns die Frage, zu welchem Zeitpunkt die terminale zerebrale Angiographie anzuberaumen ist. Erfolgt die Untersuchung zu früh, so ist der zu erwartende Zirkulationsstillstand noch nicht eingetreten, und man läuft Gefahr, den Patienten eventuell zusätzlich zu schädigen. Bei richtiger Zeitwahl besteht diese Gefahr nicht, zumal dann die Gefäßfüllung nicht mehr an einem Patienten, sondern bereits an einem zerebral Toten durchgeführt wird. Erfolgt die Angiographie wesentlich später, so ist sie überflüssig, da schon ein komplettes Kreislaufversagen mit all seinen Konsequenzen eingetreten ist. Die Anberaumung der terminalen Angiographie hat sich nach unserer Meinung am klinischen Zustand, insbesondere am agonalen Blutdrucksturz infolge Lähmung des bulbären Vasomotorenzentrums, und an den erhobenen Befunden zu orientieren.

Auf Grund der demonstrierten Befunde und unserer sonstigen Erfahrung müssen bei Anwendung der perkutanen zerebralen Angiographie für die Diagnose des hirndruckbedingten zerebralen Zirkulationsstillstandes folgende Forderungen gestellt werden:

1. Einwandfreie technische Durchführung (glatte Punktion, korrekte Nadellage, Aufnahmeserie).

2. Beiderseitige Angiographie der Arteria carotis communis.

3. Zusätzliche Vertebralisangiographie — bezüglich ihrer Notwendigkeit umstritten.

4. Fehlende Darstellung des zerebralen Gefäßbezirkes auf sämtlichen Bildern.

5. Kontrastmittelstopp in typischer Höhe.

6. „Vorauseilende" kontrastreiche Füllung der Arteria carotis externa.

Wenn vielerorts die angiographische Darstellung des Basilarisgebietes vernachlässigt wird, so erklärt sich dies wohl aus technischen Gründen. Die perkutane Vertebralispunktion ist schwierig, und die Kathetermethode steht nicht überall zur Verfügung. Die Vorteile der transfemoralen zerebralen Angiographie sind jedoch nicht zu leugnen, da sämtliche Hirnarterien in ein und demselben Untersuchungsgang gefüllt werden können und eventuell punktionsbedingte Fehlerquellen der perkutanen zerebralen Angiographie vermieden werden. Zum gelegentlich publizierten Bild eines beidseitigen Karotisverschlusses und der Forderung von Krankenhagen *et al.* (1971), deshalb bei einer Hirntoddiagnose unbedingt auch die Vertebralarterien mitzufüllen, muß gesagt werden, daß in den dargestellten Fällen von beidseitigem spontanem Karotisverschluß niemals die Klinik des Hirntodes in Korrelation stand. Gerade hier zeigt sich wiederum, wie wesentlich Anamnese und Verlauf zur Beurteilung der Situation sind. Selbstverständlich schließt ein kompletter Zirkulationsstillstand in beiden Karotisabschnitten a priori keinen Zirkulationsstillstand im Vertebraliskreislauf aus. Bei bekannter Genese des Hirndrucks reicht im Prinzip die Darstellung der beiderseitigen Zirkulationsunterbrechung im Karotiskreislauf aber aus. Noch hat sich kein Fall nachweisen lassen, bei dem es wieder zu einer Erholung nach beidseitigem Karotisstopp bei intrakranieller Drucksteigerung trotz erhaltenem Vertebraliskreislauf gekommen wäre.

Wenn man den Hirntod mit dem Individualtod gleichsetzt, so genügt der Nachweis der Zirkulationsunterbrechung im supratentoriellen Bereich, allerdings nur bei exakt erfaßter Anamnese eines prognostisch infausten Grundleidens.

Im amerikanischen Schrifttum wird dem angiographischen Nachweis des Hirntodes nicht die Bedeutung beigemessen wie etwa in Europa. Es bestehen hier Bedenken wegen dem notwendigen Transport eines respiratorabhängigen Patienten zu einem entsprechenden Untersuchungsraum und dem Fehlen entsprechender technischer Voraussetzungen in vielen kleinen Spitälern. Ebenfalls bestünde der Verdacht, daß das Kontrastmittel eine Gefahr für eine bereits schwerstgeschädigte Hirnzirkulation darstellt. Es wird aber eingeräumt, daß sich der Zirkulationsstillstand nur mit Hilfe der Angiographie sicher und rasch genug bei potentiellen Organspendern nachweisen läßt (Black 1978). Auch Kricheff *et al.* (1978) gibt zu, daß bei abschließender Diagnostik die Angiographie vor allem bei den Organspendern eine zusätzliche Sicherheit gibt.

Mantz *et al.* (1966) und Kretschmar und Wende (1979) halten die Kontrastmitteltoxizität für das Hauptproblem der neuroradiologischen Hirntodfeststellung. Die bereits vorliegende latente Störung einer Blut-Hirn-Schranke könnte in eine manifeste Störung umgewandelt werden. Als eine der ernstesten Komplikationen einer zerebralen Angiographie werden hier sensorisch-motorische Defizite bis Dezerebrationen angegeben. Dem stehen allerdings gegenteilige Erfahrungen anderer Autoren (Feild *et al.* 1972, Reisner *et al.* 1980) gegenüber. Auch wir haben so ernste Komplikationen nicht beobachtet. Eine Störung der Blut-Hirn-Schranke durch Kontrastmittel bei einem vorgeschädigten Hirnparenchym ist zu erwarten, vor allem aber, wenn das Kontrastmittel länger als im Normalfall im Gefäßlumen verweilt. Über eine gestörte Blut-Hirn-Schranke gelangt das Kontrastmittel in das Neuroparenchym und kann hier eine Neurotoxizität verursachen. Zusätzlich sind noch zwei weitere Faktoren anzuführen: die Lipidlöslichkeit des Kontrastmittels, was ihm eine Passage auch bei normaler Blut-Hirn-Schranke gewährt, und die hohe Osmolarität des Kontrastmittels könnte endotheliale Verbände der Gefäßwand öffnen und den Austritt in das Hirngewebe ermöglichen.

Auch Arfel (1975) argumentiert, die hyperosmolaren röntgendichten Lösungen, injiziert in die zerebralen Gefäße, könnten Vasospasmen verursachen, weiters auch Störungen der Blut-Hirn-Schranke. Zusätzlich könnte auch eine transiente Hypotension im Systemkreislauf verursacht werden: alles Möglichkeiten, die in Grenzfällen zu tödlichen Komplikationen bzw. Verschlechterungen des klinischen Bildes führen könnten. Es könnte sogar das Bild des Hirntodes dadurch erst verursacht werden.

Reisner *et al.* (1980) kritisieren hier sehr eindeutig die Ansichten in der Literatur und verweisen vor allem auf die Notwendigkeit einer routinierten Untersuchungstechnik, um Komplikationen von dieser Seite zu vermindern.

Ob ein Hirntoter zur Absicherung der Diagnose aus juristischen Überlegungen heraus nicht mehr angiographiert werden darf, da die Untersuchung kein gesundheitsverbesserndes Ziel verfolgt, ist zu bezweifeln (Horn 1974).

Intravenöse oder intraarterielle digitale Substraktionsangiographie ist der konventionellen Angiographie im Nachweis des zerebralen Zirkulationsstillstandes gleichzusetzen (Defanti 1985, Gomes und Halliman 1983, Vatne *et al.* 1985), sie wird aber nur wenigen Kliniken zur Verfügung stehen.

6.10. Isotopen-Untersuchungen

6.10.1. Isotopen-Angiographie

Die Entwicklung von tragbaren Monitoren zur Messung radioaktiver Substanzen im Körper hat eine verläßliche und ungefährliche Methode zur Hirntoddiagnostik ermöglicht. Radioaktive Substanzen, wie hier etwa Technetium 99, können am Bett des Patienten, der nicht aus der Intensiv- in eine Röntgenabteilung gebracht werden muß, intravenös appliziert werden, der Eintritt von radioaktiver Substanz über die Hirngefäße kann hier mit großer Sicherheit festgestellt oder ausgeschlossen werden. Goodman *et al.* (1985) und Kricheff *et al.* (1975) konnten das Fehlen einer zerebralen Zirkulation mittels intravenöser Isotopen-Angiographie und mobiler Gammakamera rasch und zuverlässig dokumentieren, ohne daß die zusätzlichen Probleme im Rahmen eines Transportes aus der Intensiveinheit auftraten. Technetium-99 m-Pertechnetat wird als Bolus rasch intravenös injiziert; ein Gummiband um den Kopf soll eine extrakranielle Perfusion vermindern. Alle 3 Stunden wird nun für 1 Minute die Aktivität festgehalten, nach 1 Minute ein statischer Scan in Frontal- und Seitenprojektion zusätzlich durchgeführt, um die fehlende Darstellung der großen venösen Blutleiter zu demonstrieren. Besonders wichtig erscheint mit dieser Methode die Möglichkeit, bei Intoxikationen und klinischen Zeichen des Hirntodes die noch vorhandene Hirnzirkulation zu demonstrieren und so Argumente für die Fortsetzung reanimatorischer Bemühungen zu erhalten (Brill *et al.* 1985, Nordlander *et al.* 1973).

Schrader *et al.* (1973) begrüßen die Radioisotopen-Angiographie wegen ihrer raschen Durchführbarkeit, außerdem kann sie beliebig oft wiederholt werden und macht die zeitaufwendige Arterienpunktion der Arteria carotis oder die Katheterangiographie mit herkömmlichen Kontrastmitteln überflüssig. Auch gewinnt dieses atraumatische Verfahren an Bedeutung im Hinblick auf eine geplante Organtransplantation in der Verhütung einer ischämischen Schädigung des Spenderorgans, ferner garantiert es optimale Schonung des potentiellen Spenders. Zusätzlich soll gerade beim schweren Schädelhirntrauma eine weitere ischämische Schädigung des Gehirns durch eine diagnostisch nicht indizierte Röntgenkontrastangiographie vermieden werden. Als radioaktiver Tracer wird das atoxisch und kurzlebige Radionuklid Technetium-99 m-Pertechnetat in der Dosis von 2 mCi/10 kg verwendet, das als Bolus in die übersystolisch gestaute rechte Kubitalvene injiziert wird. Den Vorteil der Radioisotopen-Angiographie gegenüber den selektiven Angiographien aller Zubringerarterien, wie sie von vielen Autoren gefordert wird, sehen Schrader *et al.* (1973) auch darin, daß die Untersuchung nur wenige Minuten bis zur Auswertung dauert. Die Angiographie erfordert aber einen Zeitbedarf von 1—3 Stunden, wobei zusätzlich das Risiko des weiteren absinkenden Systemblutdrucks besteht und somit auch ein eventueller Transplantationserfolg durch Verlängerung der Ischämiezeit in Frage gestellt wird. Gegenüber der zeitaufwendigen Messung der Xenon-133-Gamma-Clearance mit intraarterieller Applikation des Edelgases selektiv in die Arterien, wie bei der herkömmlichen Panangiographie, wo letztlich nur die fehlende Durchblutung in dem Versorgungsbereich der jeweils punktierten Arterien dargestellt wird, wird bei der Radioisotopen-Angiographie der Kreislaufstillstand des gesamten Telenzephalons mit einer einzigen Studie demonstriert. Durch geeignete Einstellungen der Gamma-Kamera kann auch in seitlicher Projektion der infratentorielle Bereich ausgewertet werden. Die Detailwiedergabe ist zwar geringer als in der Kontrastmittel-Angiographie, Informationen über partielle Strukturen oder intrazerebrale Gefäßabschnitte sind jedoch nicht erforderlich, da es lediglich gilt, die fehlende Perfusion des toten Organes zu erfassen. Auch hochgradige Durchblutungsverminderungen können hier noch von einem totalen Infarkt unterschieden werden. Auch das Problem der extrakraniellen Bolusportion wird durch die Zeitaktivitätskurven geklärt.

Schrader *et al.* (1973) halten das Fehlen einer intrakraniellen Aktivitätsanreicherung ab der Schädelbasis in der Radioisotopen-Angiographie, wie auch eine niedrige Plateauwelle ohne Aktivitätsspitzen im statischen Scan, für den Hirntod beweisend. Das gleiche gilt, wenn im Zervikalbereich keine radioaktive Anhebung infolge fehlender venöser Abflüsse des Isotops aufscheint. Klinisch, elektroenzephalographisch und auch angiographisch wurden die Befunde entsprechend den Hirntodkriterien korreliert, ebenso wurden auch Komata mit nicht letalem Ausgang zum Vergleich herangezogen. Die Autoren sind der Überzeugung, die Radioisotopen-Angiographie sei ebenso sicher für den Nachweis des intrakraniellen Zirkulationsstillstandes wie die zerebrale Angiographie selbst, halten sie dieser sogar für überlegen, falls die Diagnose rasch zu erfolgen hat und eine weitere Belastung und Schädigung des Organismus vor allem bei einer geplanten Organspende vermieden werden soll.

6.10.2. Xenon-Clearance

Die regionale zerebrale Durchblutung wird nach intraarterieller Injektion eines radioaktiven Tracers mittels 16 Scintillationsdetektoren registriert. Gemessen wird in diesem Fall die Clearance-Zeit des Tracers. Um einen Reflux des Tracers zu vermeiden, muß die Arteria carotis interna nach ihrer Freilegung proximal der Injektionsstelle temporär ligiert werden. Injiziert werden 3 ml Xenon-133-Kochsalzlösung, entsprechend 3 mCi (Brock *et al.* 1969, Ouaknine *et al.* 1973). Während bei der herkömmlichen Angiographie nur geringe Kontrastmittelmengen in die intrakraniellen Abschnitte des Carotis-interna-Kreislaufes eindringen,diese aber röntgentechnisch nicht mehr sichtbar gemacht werden können, so kann die Messung der Xenon-133-Clearance nun genauere quantitative Angaben über eine Restdurchblutung des Gehirns liefern, da schon geringste Mengen an radioaktiven Stoffen im Hirnkreislauf nachgewiesen werden. So können bei direkter Injektion des radioaktiven Tracers in die Arteria carotis interna bei Ligatur der Arteria carotis externa noch bis zu 10% des Normalwertes nachgewiesen werden.

Ingvar (1973) kritisiert die verschiedenen Zusatzmethoden zur Hirntoddiagnostik, die letztlich den Zusammenbruch der Hirndurchblutung nachweisen sollen. Die Xenon-133-Clearance-Methode wird von ihm sogar als nicht verwendbar bezeichnet, und er stützt sich dabei auf Untersuchungen von Brock *et al.* (1969): Es müßte ein großer Druck aufgebracht werden, um das Isotop in das Schädelinnere zu bringen, eine extrakranielle Isotopenkontamination sei andererseits oft nicht vermeidbar und somit seien die Clearance-Kurven über dem Kopf mit Sicherheit nicht für die intrakranielle Durchblutung repräsentativ.

6.10.3. Hydrogen-Clearance

15 Vol.-% Wasserstoff in Stickstoff werden mit einmaliger Inhalation über den Beatmungstubus eingebracht und die Registrierung des Wasserstoffgehaltes im Gehirn erfolgt mittels einer Platinelektrode. Über ein Bohrloch wird diese Elektrode mit der Spitze etwa 10 mm tief unter der Hirnoberfläche implantiert. Jørgensen (1973) hält diese Untersuchung für einfach,

preiswert und sicher für den Patienten, ferner können die Registrierungen rasch wiederholt werden. Das Ziel der Untersuchung ist keine quantitative Durchblutungsmessung, sondern allein der Zeitpunkt des Zirkulationsstillstandes. Die Verläßlichkeit der erhobenen Befunde wird aber durch mehrere Unsicherheitsfaktoren, wie Änderung der Elektrodenempfindlichkeit im Untersuchungsverlauf, gemindert. Auch wird die Messung durch den von der Elektrode selbst veränderten Gewebebereich beeinflußt, und es wird nur in einem umschriebenen Hirnbereich gemessen, auch muß noch trepaniert werden. Sowohl Hoyer und Wawersik (1968) als auch Shalit *et al.* (1970) verwendeten bei einer Inhalationstechnik Stickoxydul. Auch hier konnten keine verläßlichen Parameter erhoben werden, da aus venösem Blut der Vena jugularis gemessen wird, die bei einem Zirkulationsstopp nicht mehr Auskunft über die zerebrale Situation geben kann (Walker 1981).

6.10.4. Intrathekale RIHSA-Injektion

Nach intrathekaler Injektion von RIHSA (radio iodinated human serum albumin) kommt es bei fehlender Liquorzirkulation zu keiner Verteilung des Tracers von der Injektionsstelle (Ouaknine *et al.* 1973). Während er bei normaler Situation vom Lumbalbereich rasch nach kranial gelangt und über der Konvexität nachzuweisen ist, wird er bei einer Blockierung des Foramen occipitale magnum im Hirntod nicht in den Schädelbereich eindringen können.

6.11. Hirndruckmessung

Zur Messung des intrakraniellen Drucks ist — unabhängig davon, ob der Ventrikeldruck (Liquordruck) oder der Epiduraldruck erfaßt wird — ein invasiver, operativer Schritt notwendig. Der Druckaufnehmer (Ventrikeldrain oder epiduraler Drucksensor) wird entweder im Rahmen der Kraniotomie oder über ein speziell angelegtes Bohrloch in die Schädelkapsel eingebracht. Es kann daher die intrakranielle Druckmessung, die z. B. zur Kontrolle des Effekts der Hirnödembehandlung eingesetzt wird, wohl ausgezeichnete Aufschlüsse über den Perfusionszustand und die Vitalität des Gehirns bringen (Nordby und Gunnerod 1985), die Methode wird jedoch zur isolierten Bestimmung des Hirntodes keine Anwendung finden und bietet auch technische Probleme (Shields *et al.* 1984).

Die Beurteilung der Vitalität des Gehirns über den intrakraniellen Druck erfolgt über zwei Gesichtspunkte. Informationen über die Hirndurchblutung und damit noch erhaltene Vitalfunktionen werden einerseits durch den intrakraniellen Druck und sein Verhältnis zum (arteriellen) Blutdruck und andererseits durch die Beurteilung der Liquorpulskurve erhalten.

1. *Der intrakranielle Druck* als Summationsdruck aller in der knöchernen Kapsel befindlichen Teile wird durch die Messung als Relativwert über den atmosphärischen Druck erfaßt. Die resultierende Hirndruckkurve (Abb. 15) zeigt dann Besonderheiten, wenn dem Hirntod eine intrakranielle Drucksteigerung vorangeht. Der Druck steigt über die im Verlauf eines Hirnödems üblicherweise gesehenen Werte weiter an und erreicht schließlich etwa die Werte des mittleren arteriellen Blutdrucks. Da durch das Hirnödem die Elastizität des Gewebes weitgehend herabgesetzt ist, und die Kompensationsmechanismen der zerebralen Gefäße wirkungslos sind,

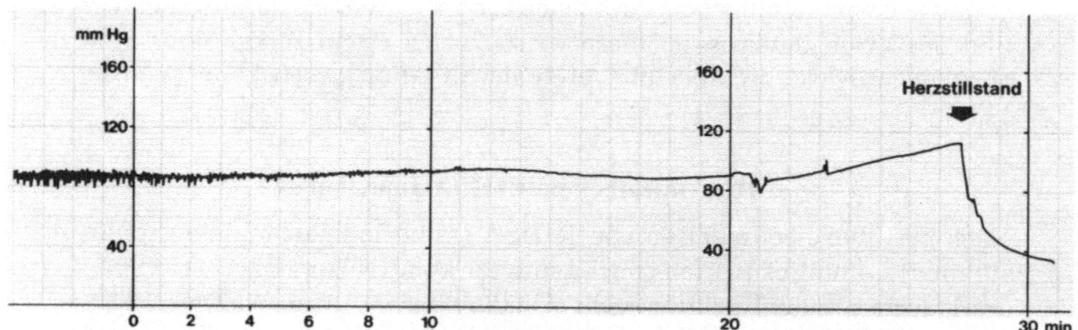

Abb. 15. Intrakranieller Druckverlauf im Verlauf des Hirntodes und während des Kreislaufstillstands. Erlöschen der Pulswelle bei gleichmäßig hohem Hirndruck; zum Zeitpunkt des Herzstillstands und Zusammenbruch des Blutdrucks Abfall des Schädelinnendrucks

spiegelt der intrakraniell gemessene Druck jede Veränderung des mittleren arteriellen Drucks wider, der Schädelinnendruck folgt genau den Werten des mittleren arteriellen Drucks. Kommt es im Verlauf der bulbären Einklemmung zum Herzstillstand und zum Zusammenbruch des Blutdruckes, so sinkt der intrakranielle Druck auf Werte zwischen 20 und 30 mm Hg, um dann im Verlauf der nächsten Stunden langsam weiter abzusinken.

2. *Die Liquorpulskurve* spiegelt jene rhythmischen Druckschwankungen innerhalb der knöchernen Kapsel wider, die als Summe der arteriellen Blutdruckschwankung, des Gewebedrucks und des venösen Drucks entstehen. Bei Anstieg des Hirnödems und Absinken der Gewebeelastizität sinkt auch die dämpfende Funktion der weichen Strukturen in der Schädelkapsel, der Druckanstieg innerhalb der Liquorpulskurve erfolgt nun nicht nur steiler, sondern die Kurve erreicht auch eine höhere Amplitude. Kommt es nun bei weiterem Druckanstieg innerhalb der Kapsel bei Versagen der Autoregulationsmechanismen zu einer Minderung der Gehirnperfusion, so folgt auf die ursprüngliche „Verstärkung" der Liquorpulskurve eine

Verflachung (Abb. 16). Das Erlöschen der rhythmischen Schwankungen kann schließlich als Ausdruck der erloschenen Gehirnperfusion gesehen werden und wird durch die im Angiogramm nachgewiesene Stase des Kontrastmittels ergänzt. Den Verlauf des intrakraniellen Drucks während

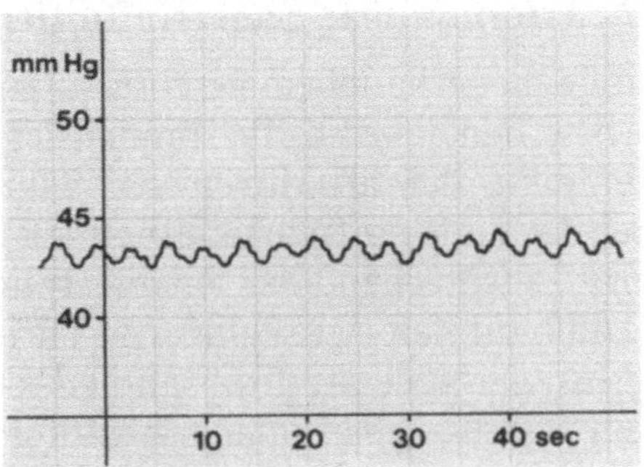

Abb. 16 a. Epidurale Druckmessung (fiberoptisch) über der rechten Großhirnhemisphäre bei Entwicklung eines ausgeprägten Hirnödems. In die atemabhängige Druckschwankung (kontrollierte Beatmung) ist die Pulskurve eingelagert

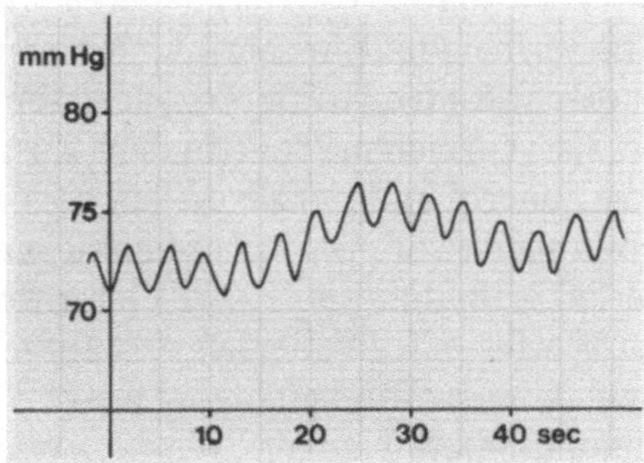

Abb. 16 b. Fortsetzung der Hirndruckkurve von Abb. 16 a. Der Schädelinnendruck folgt dem mittleren arteriellen Blutdruck, die pulssynchrone Welle ist erloschen

therapeutisch unbeherrschbarer Hirndruckkrisen wertet Gaab (1980) als wichtigen Parameter zur Bestimmung des optimalen Zeitpunktes zur angiographischen Feststellung des zerebralen Kreislaufstillstandes: Kann trotz klinischer und elektroenzephalographischer Zeichen des Hirntodes ein noch niedrigerintrakranieller Druck gemessen werden, der zusätzlich noch pulssynchrone Wellen zeigt, so empfiehlt es sich, die angiographische Abklärung hinauszuschieben, da noch keine Stase zu erwarten ist. Gaab konnte durch isolierte supra- und infratentorielle Druckmessungen im Verlauf des Hirntodes zeitlich unterschiedliche Druckverläufe sehen. Ein isoliert ansteigender supratentorieller Druck, der mehrere Stunden vor dem Erlöschen der Bulbärhirnfunktion auftritt, zeigt den (eintretenden) Hirntod an. Im Spinalraum wurden dabei wesentlich längere Perfusionszeiten gemessen als in den supratentoriellen oder infratentoriellen Räumen.

6.12. Arteriovenöse Sauerstoffdifferenz

Eine indirekte Methode, bei erhaltenem zerebralen Kreislauf die fehlende Sauerstoffaufnahme bzw. den Sauerstoffverbrauch des Gehirns nachzuweisen, stellt die Bestimmung der arteriovenösen Sauerstoffdifferenz dar. Gemessen wird dabei der Sauerstoffpartialdruck aus dem Venenblut des Bulbus venae jugularis. Entsprechend der Verringerung der arteriovenösen Sauerstoffdifferenz kann auf den Ausschluß von Hirnarealen vom Kreislauf bzw. auf den Verlust der Sauerstoffutilisation des Gehirns geschlossen werden. Das aus dem Bulbus venae jugularis entnommene Blut stammt vorwiegend aus dem Versorgungsgebiet der Arteria carotis interna und Arteria basilaris, nur 2 bis 6% sind extrazerebralen Ursprungs. Da bei der Punktion des Bulbus der Kopf gedreht werden muß, empfiehlt Tschakaloff (1973) nach der Punktion eine Rückverlagerung des Kopfes in normale Position und die Abnahme des Blutes erst nach 5—10 Minuten, um eine Beimengung aus dem Vena-jugularis-externa-Bereich infolge der Stauung durch Kopfdrehung zu vermeiden. Ein zentraler Sauerstoffverbrauch (d. h. arteriovenöse Sauerstoffpartialdruckdifferenz) von weniger als 33% gegenüber der Norm gilt als Anzeichen des totalen Zusammenbruches der Gehirnfunktion, da die anaeroben Energiequellen des Gehirns nur 1/12 des Gesamtverbrauches betragen (Lorenz 1973, Minami *et al.* 1973, Pendl *et al.* 1972, Ouaknine *et al.* 1973, Shalit *et al.* 1970). Gehirntote weisen ungefähr 10% dieses kritischen Wertes auf. Brodersen und Jørgensen (1974) fanden bei Gehirntoten einen Sauerstoffumsatz von unter 5%, bei stuporösen Patienten bzw. Komapatienten wurden Werte zwischen 20 und 60% gefunden. Im Rahmen schwerer Barbituratvergiftungen wurde ein Wiederanstieg nach einer vorangegangenen Erniedrigung des Sauerstoffumsatzes unter 20% festgestellt. Bei Werten um 25 bis 50% wird eine schlechte Prognose angegeben, ohne hier eine Grenze zwischen reversiblem und irreversiblem Hirnschaden ziehen zu können, sofern die Werte noch über 10% liegen, sollen keine Prognosen gestellt werden. Diese Ergebnisse wurden an 32 Patienten ermittelt; in allen Fällen wurden neben der Messung der arterio-venösen Sauerstoffdifferenz gleichzeitig eine Xenon-133-Clearance bestimmt. Die Untersuchungen von Shalit *et al.* (1970) ergaben bei Werten des Sauerstoffverbrauches von unter einem Drittel des Normwertes bereits klinische Zeichen des Vollbildes des Hirntodes.

Arfel (1975) interpretiert den Anstieg des Sauerstoffpartialdrucks in der Vena jugularis interna als Folge einer Luxusperfusion der extrazerebralen

Gefäße bei Zirkulationsstillstand des Carotis-interna-Kreislaufes, da das extrazerebrale Gewebe wesentlich weniger Sauerstoff verbraucht als Hirngewebe und somit eine Sauerstoffvermehrung des Vena-jugularis-Blutes ein indirektes Zeiches eines zerebralen Zirkulationsstillstandes darstellt. Minami *et al.* (1973) sehen im Sauerstoffanstieg im Vena-jugularis-Blut den Hinweis für den drohenden Hirntod, eigene Untersuchungen (Pendl *et al.* 1972), wie auch jene von Brodersen und Jørgensen (1974), Ingvar (1973) und Käufer (1971) halten die Aussagekraft der arteriovenösen Sauerstoffpartialdruckdifferenz für die Diagnose des Hirntodes aber für sehr unsicher und problematisch. Nicht nur, daß bei einem Kompressionsstillstand der zerebralen Perfusion, wie dies beim Hirntod zu erwarten ist, gar kein Sauerstofftransport durch die Hirngefäße mehr möglich ist, so stellen auch jene Fälle eine Erniedrigung des Sauerstoffumsatzes bei erhaltener Perfusion dar, die auf Grund der Anamnese (Intoxikation, Hypothermie) nicht die Voraussetzung des Hirntodes bieten. Wir können uns nicht der Meinung von Bes *et al.* (1974) anschließen, die auf Grund von Untersuchungsergebnissen an 10 Patienten mit Hirntod und einer Kontrollgruppe feststellen, daß das Absinken der zerebralen arteriovenösen Sauerstoffdifferenz ein früheres und verläßlicheres Zeichen des Hirntodes darstellt als der zerebrale Kreislaufstillstand im Angiogramm. Ingvar (1973) findet die arteriovenöse Sauerstoffpartialdruckmessung für den Hirntod überhaupt ohne jeden Nutzen, da hier nur ein Artefakt geliefert wird. Sie könnte seiner Ansicht nach vielleicht dazu dienen, die Vorstufen des Hirntodes zu studieren, dies sei aber lediglich von akademischem Interesse, für die Problematik des Hirntodes aber wertlos. Nach Walker (1981) besteht jedoch mehr Übereinkunft darüber, daß die Bestimmung der arteriovenösen Sauerstoffdifferenz Vorteile in der Differenzierung von Intoxikationen zu anderen irreversiblen Komata bringen kann. Bei Barbituratintoxikationen z. B. ist die arteriovenöse Sauerstoffdifferenz normal oder erhöht, da die Sauerstoffaufnahme durch das Gehirn reduziert ist.

6.13. Gleichspannung

Im Zustand des akuten zerebralen Sauerstoffmangels wird die Hirnoberfläche gegenüber einem extrazerebralen Bezugspunkt elektrisch negativ. Dieses Phänomen kann mit Hilfe einer Gleichspannungsregistrierung (DC-Messung) erfaßt werden. Wenn der Kohlendioxydpartialdruck im Gehirn ansteigt, tritt beim Null-Linien-EEG eine Gleichspannungsverschiebung zur positiven Seite des Ausgangswertes ein.

Die Veränderung der Gleichspannungspotentiale des Kortex unter Hypoxidosen wird als Summeneffekt einer Vielzahl von Einzelprozessen in der oberen Rindenschicht angesehen. Falls die Wiederbelebungszeit nicht überschritten wurde, führt im Tierexperiment die anschließende Sauerstoffzufuhr nach Hypoxie wieder zu einer Erholung des Bestandpotenials in umgekehrter Richtung (Caspers *et al.* 1963). Nach Speckmann und Caspers (1969) verläuft nach Anoxie die Potentialverlagerung im Tierversuch in drei Phasen: nach einer Primärschwankung folgt eine langsame Positivierung des Kortex, die sich nach isoelektrischem EEG-Eintritt mit Amplituden bis 600 mV anbahnt. Nach 3 bis 5 Minuten geht positive Gleichspannungsverschiebung steil ins Negative über, die das Normalniveau des Bestandpotentials um 1 bis 2 mV übersteigt (anoxische Terminaldepolarisation).

Die Messung der zerebralen Gleichspannung wäre nach Bushart und Rittmeyer (1968) eine Möglichkeit der aktuellen Erfassung des Hirntodes. Bei klinisch nachgewiesenem Hirntod und Null-Linien-EEG haben sie über ein Bohrloch (wegen des erheblichen Hautwiderstandes) die Gleichspannung direkt von der Hirnrinde abgegriffen. Bei Spannungsänderung bzw. Fehlen derselben in Relation zu den Blutgasen wurde der Hirntod als gesichert angesehen, da bei einer Totalhirnnekrose keine gegensinnige Ablenkung auf Hyperkapnie und Hypoxie mehr erfolgt.

6.14. Rheoenzephalographie

Bei der Impedanzmessung (Rheoenzephalographie) wird ein elektrisches Feld am Schädel angelegt und der durch die Pulswelle entstehende Spannungsabfall über verschiedene Bereiche abgeleitet. Temporäre Impedanzveränderungen entstehen auch mittels Injektion von physiologischer Kochsalzlösung in die zerebralen Gefäßsysteme mit folgender Abnahme der Impedanz. Lanner und Argyropoulos (1973) verwenden Glukoselösung als elektrischen Tracer. Bei mangelnder Hirndurchblutung fehlt eine Änderung der Impedanz auf einen elektrischen Tracer. Die durch die Kopfhautdurchblutung bedingte Fehlerquelle schalten sie mit einer pneumatischen Kompression der Kopfschwartengefäße aus.

Krammer (1970) konnte im Tierexperiment mittels Tiefenmessungen ein isoelektrisches Rheogramm beim Erhöhen des intrakraniellen Drucks erhalten, zum selben Zeitpunkt konnte er auch eine Abflachung des EEGs registrieren.

6.15. Retina-Fluoroskopie

Zum Nachweis oder Ausschluß einer zerebralen Zirkulationsbehinderung oder Unterbrechung wird auch die Retina-Fluoroskopie eingesetzt. Es wird dabei die Arm-Retina-Zirkulationszeit gemessen. Eine Verzögerung dieser Zeit auf über 25 Sekunden bei einem Normwert von 10,3 ± 1,51 Sekunden gilt bei Patienten mit bereits angiographisch nachgewiesenem Zirkulationsstillstand des Gehirns als sicheres Zeichen für einen intrakraniellen Zirkulationsstopp (Brink *et al.* 1979), nach Mantz *et al.* (1971) wird die

Verzögerung mit 30 Sekunden angegeben. Die Injektion des Fluoreszeins in die Armvene ist ungefährlich, belastet den Patienten nicht und würde sich als brauchbare Alternative zur Karotisangiographie anbieten (Lobstein *et al.* 1969).

6.16. Fundusuntersuchungen

Molnar und Soos (1974) versuchten auch aus dem Augenhintergrund Rückschlüsse auf den Hirntod zu ziehen. Es kommt infolge Zirkulationsunterbrechung über der Arteria ophthalmica zu einer Abblasung der Papille, zusätzlich vermindert sich der intraokuläre Druck. Ein Zeichen des Zirkulationsstopps auch in den retinalen Gefäßen ist das Sludging der Erythrozyten, das nach Walker (1981) nur bei 20 von 98 Patienten beobachtet werden konnte.

6.17. Ophthalmodynamographie und Ophthalmodynamometrie

Bettelheim *et al.* (1975) fanden bei 12 hirntoten Patienten mittels der ODG durchwegs eine Abweichung vom Normalverhalten mit Pulsationsvolumina von nur 16,8 mm Hg bei einem Mitteldruck der Arteria brachialis von 79,1 mm Hg. Unterschiedliche Werte, nicht pathognomonisch für den Hirntod, fand er bei der ODM.

Aber auch bei der ODG war nie ein völliges Sistieren der orbitalen Gefäßpulsation festzustellen, erklärt wird dies durch den arteriellen Zustrom der Orbita aus dem Arteria-carotis-externa-Bereich. Im Experiment nahm die Höhe der ODG-Pulsation bei Ligatur der Arteria carotis externa um 30—40% ab.

Die Reduktion der orbitalen Pulsvolumina erfolgt im klinischen Vollbild des Hirntodes parallel zur intrakraniellen Zirkulationsverminderung, ganz entgegen den Werten bei komatösen Patienten. Bettelheim *et al.* konnten auch beobachten, daß bei medikamentöser Stützung und Besserung des Systemblutdrucks im Hirntod entsprechend dem intrakraniellen Zirkulationsstillstand auch keine Vergrößerung des orbitalen Pulsationsvolumens mehr erreicht werden konnte.

6.18. Ultraschall

6.18.1. Eindimensionale Technik (A-Bild)

Müller (1973) findet die röntgenangiographischen Nachweise des Hirntodsyndroms für gefährlich und fordert die wesentlich gefahrlosere Ultraschalldiagnostik im Sinne der Messung des Mittellinien-Pulsationsechos. Die Pulsation des Mittellinienechos im A-Bild entsteht synchron mit der Pulswelle und es findet sich eine kürzere Anstiegszeit im Falle von intrakraniellerDrucksteigerung (Campell *et al.* 1970, Kienast *et al.* 1971). Die Ultraschalldiagnose ist aber wegen der unterschiedlichen individuellen

Handhabung sehr problematisch und erfordert auf alle Fälle eine große Erfahrung in der Gerätehandhabung.

Die Pulsationsechos werden durch die Ausweitung der Ventrikel in der diastolischen Phase und Verengung in der systolischen Phase verursacht. Verwendet werden Schallköpfe mit 1,5—2,5 MHz, geprüft werden Anstiegszeit, Latenz und Amplitude. Unter *Anstiegszeit* versteht man das Zeitintervall zwischen 10 und 90% der erreichten Amplitude und ist Ausdruck der Pulswelle im Schädel. Die *Latenz* ist das Zeitintervall von der Q-Welle des EKGs bis zum Echopulsationsanstieg als Zeichen für die Verzögerung der Pulswelle von kardialer Kontraktion zur Ankunft in der Schädelhöhle. Unter der Amplitude schließlich versteht man die Höhe der Echopulsationskurve. Diese wird auch von der Richtung der Schallwelle auf die zu untersuchende Struktur bzw. Grenzfläche beeinflußt. Im terminalen Stadium vor dem Hirntod kommt es zu einer zunehmenden Amplitude der Echos und zu verkürzter Anstiegszeit als Zeichen des Hirntodes. Rasch nach dem Eintritt des Hirntodes flachen die Kurven schließlich ab und verschwinden völlig als Zeichen des zerebralen Zirkulationsstopps.

An der Wand des 3. Ventrikels können bei normalen Patienten ohne Hirndruck zwei charakteristische Echokurven abgeleitet werden: steiler Anstieg und langsamer Abfall entsprechen der systolischen Komponente im EKG, wobei der höchste Punkt der Kurve der T-Welle des EKGs äquivalent ist, der abfallende Anteil der Echokurve entspricht der Diastole. Die Form der Echopulsationskurve wird aber auch von der Pulsfrequenz, Atembewegungen über die Venen des Gehirns und von den intrakraniellen Druckverhältnissen beeinflußt. Für die Hirntoddiagnostik ist der Anstieg der Pulsationskurve von besonderer Bedeutung: Die Anstiegszeit verhält sich zur Hirndrucksteigerung aber nicht exakt proportional, die Amplitude der Echopulsationskurve steigt zunächst an, bei Auftreten der elektrischen Stille im EEG und Zeichen der Hirnkompression schließlich wird die Kurve flacher und länger. Zum Zeitpunkt des angiographisch nachgewiesenen Kompressionsstillstandes der Zirkulation ist auch die Echopulsation verschwunden. Bei Mittellinienprozessen wird, bei Vorliegen eines Tumors etwa, kein Mittellinienecho zu erwarten sein, die Echopulsationskurve wäre hier von anderen Strukturen und Grenzflächen wie Seitenventrikel abzuleiten. Daß das Schwinden des Mittellinienechos bei sterbenden Patienten durch Dichteänderung des Hirngewebes verursacht wird (Kienast *et al.* 1971), mag beim natürlichen Sterbeprozeß und zeitlich hingezogener Untersuchung stimmen. Beim akuten Geschehen des Hirntodes ist diese Annahme sicherlich nicht zutreffend. Uematsu *et al.* (1978) machen hier die Liquifizierung des Gehirns verantwortlich.

Bei klinisch und elektroenzephalographisch hirntoten Patienten wurden nun von Oka *et al.* (1971) die echographischen Befunde mit den angiographischen Befunden und dem intrakraniellen Druckverlauf korreliert. 40 Minuten bis 6 Stunden nach verfiziertem Hirntod schwanden auch die Pulsationsechos intrakranieller Strukturen.

Schon 1968 fanden Lepetit *et al.* nach zweijährigen Untersuchungen, daß der Hirntod mit Verlust der Hemisphärenpulsation mit entsprechendem Verlust des Pulsationsechos einhergeht. Allerdings konnten noch jene schwachen Pulsationsechos der Mittellinienstrukturen aufgezeichnet werden, die vom vertebrobasilären Gefäßsystem verursacht werden. Walker (1978) und Uematsu *et al.* (1978) nehmen aber an, daß eine minimale Hirndruckblutung, die im Echogramm gerade noch erkennbar ist, beim Vorliegen eines isoelektrischen EEGs nicht mehr für die Versorgung des Parenchyms ausreicht. Bei Gaben von Vasopressoren konnte in so einem Fall sogar wieder eine EEG-Aktivität erreicht werden.

6.18.2. Dopplersonographie

Mit Hilfe der Dopplertechnik wird die Blutströmungsrichtung in der Arteria ophthalmica ermittelt. Im Fall eines Karotisverschlusses liegt entweder eine Stase vor, oder das Blut strömt nach „unten", d. h. die Arteria ophthalmica füllt sich nun retrograd über periorbitale Anastomosen der Arteria carotis externa. Müller (1973) konnte mit dieser Dopplermethode bei Zirkulationsstillstand im Karotiskreislauf immer eine Richtungsumkehr des Blutstromes beobachten. Büdingen *et al.* (1982) fanden hier keine Aussagen, die eindeutig genug waren, um eine Hilfe für die Hirntoddiagnostik zu geben, allerdings konnten sie mit der Dopplermethode an den Karotiden und der Arteria vertebralis charakteristische Veränderungen der Strompulskurven feststellen: eine deutlich verminderte systolische Strömungsgeschwindigkeit und Flußumkehr während der Diastole. Diese Befundkombination konnte lediglich unter den klinischen Bedingungen des zerebralen Kreislaufstillstandes nachgewiesen werden und soll nur zur Indikationsstellung für eine Angiographie dienen. Diese dopplersonographische Verdachtsdiagnose „zerebraler Kreislaufstillstand" darf nur nach Untersuchungen aller 4 hirnversorgenden Arterien geäußert werden. Die Fehlermöglichkeiten, die durch ein schweres Hirnödem verschiedenster Genese entstehen, werden durch Vergleich der klinischen Parameter mit der Dopplersonographie aller 4 Strombahnen (nicht jedoch an der Arteria carotis communis) geklärt werden können. Der Versuch der schonenden Dopplersonographie zur Abklärung der zerebralen Durchblutung beim Neugeborenen wird von Perlman (1985) untersucht.

6.19. Elektromyographie (EMG)

Über elektromyographische Untersuchungen liegen noch wenig aussagekräftige Beobachtungen vor. Nach Lücking und Struppler (1973) sind bioelektrische Veränderungen an den Muskelfasermembranen die Voraussetzung für willkürliche und reflektorische Muskelkontraktionen. Auf die alphamotorische Vorderhornzelle wirken verschiedene hemmende und fördernde Einflüsse: Pyramidenbahn, Hinterwurzel, spinale Interneurone, extrapyramidales System, und über das Gamma-Motorneuron auch zerebrale, zerebellare und Hirnstammimpulse. Die im Elektromyogramm aufgezeichneten Muskelaktionspotentiale werden nun entsprechend ihrem Muster analysiert bzw. nach dem Schädigungsmuster die Läsion zu lokalisieren sein. Da eine Willkürinnervation zum Zeitpunkt des Hirntodes nicht mehr zu erwarten ist, wird die Spontanaktivität hier an der von den Hirnnerven versorgten Muskulatur (vor allem M. masseter, M. temporalis, mimische Muskulatur) beobachtet. Die Beurteilung ist unsicher, und es kommt ihr nach den oben angeführten Autoren keine entscheidende Bedeutung im Rahmen der Hirntoddiagnostik zu. Auch Rohrer (1973) kommt bei Untersuchungen an spinal versorgter Muskulatur zu keinen sicher verwertbaren Ergebnissen.

Überwachung von EMG-Aktivitäten mit Zeichen von Potentialaufbrüchen (bursts) der Skalpmuskelaktivität, spontan oder induziert durch sensorische Stimulation, läßt indirekt, aber mit Sicherheit, auf Restfunktionen des Hirnstammes schließen. Nach Arfel (1975) ist dies mit gleichzeitigem Null-Linien-EEG Hinweis für ein prolongiertes Koma und nicht für den Hirntod.

6.20. Komputertomographie

Auch diese moderne diagnostische Möglichkeit wird zur Hirntoddiagnostik angewandt. Zusätzlich mit der Enhancement-Methode soll das Nichterscheinen von intravenös verabreichtem Kontrastmittel im Tomogramm im Sinne einer ausbleibenden Dichteerhöhung als auch der Aufbrauch der Liquorreserveräume, vor allem der basalen Zysternen als Nachweis des zerebralen arteriellen Perfusionsstopps mit diffusem Hirnödem dienen (Abb. 17) (Handa *et al.* 1982).

Als nichtinvasive Untersuchung würde sich die Komputertomographie als Methode der Wahl zur Hirntoddiagnostik anbieten, vor allem bei Bedenken gegen die angiographischen invasiven Methoden. Nach Möglichkeit sollte sie in jedem Fall ergänzend beigezogen werden, da schon beim komatösen Patienten rasch Klarheit über die primäre Ursache einer zerebralen Schädigung gewonnen werden kann. Bei toxischem oder stoffwechselbedingtem Koma werden allerdings zunächst keine prognostischen Werte geliefert werden können. Jedoch wird bei unklaren komatösen Zuständen eine Komputertomographie mit normalem Hirnparenchymbefund weitere intensivtherapeutische Maßnahmen unterstützen (z.B. bei eventuell reversiblen toxischen Zuständen).

Drayer und Rosenbaum (1979) analysieren das Fehlen eines Enhancement-Effektes im Kapillarbereich wie auch die Verzögerung oder fehlende Darstellung des Circulus Willisii nach rascher Kontrastmittel-Bolus-Injektion bei diffusem Hirnödem und werten dies als Zeichen des Hirntodes. Rangel (1978) verwendete 300 ml Kontrastmittel zur Feststellung einer noch vorhandenen Perfusion im Circulus Willisii.

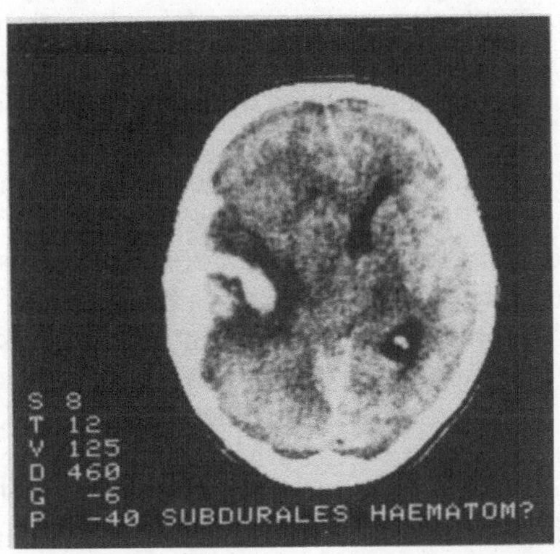

Abb. 17. Komputertomogramm nach einem schweren Schädelhirntrauma mit primärer Dezerebration und zunehmendem Bulbärhirnsyndrom. Klinisch und angiographisch nachgewiesener Hirntod vor Durchführung des Komputertomogramms, das bei temporo-parietaler Kontusionsblutung kein Kontrastmittel-Enhancement zeigt. Das Hirnparenchym zeigt vor der Kontrastmittelgabe eine sehr unterschiedlich fleckige Dichteverteilung

Die Komputertomographie spielt derzeit noch keine definitive Rolle in der Hirntoddiagnostik, ihr großer Vorteil liegt aber in der möglichen Erstellung einer Ätiologie bei komatösen Zuständen.

6.21. Liquoruntersuchung

Die Punktion von Liquorräumen zwecks labormäßiger Untersuchungen oder Prüfung der Liquorzirkulation bei erhöhtem intrakraniellem Druck ist nicht zu vertreten. Eine Subokzipitalpunktion, etwa bei beginnender tonsillärer Einklemmung, ist fragwürdig, bei einer Lumbalpunktion wird beim bewußtlosen Patienten mit Hirndruck die akute Gefahr einer Einklemmung bestehen. Ist aber aus diagnostischen Gründen oder zur Messung des Hirndrucks ein Ventrikelkatheter angelegt worden, so könnte hier Liquor gewonnen werden. Es ist jedoch nicht vertretbar, eine Ventrikelpunktion lediglich zur Liquorgewinnung bei erhöhtem intrakraniellem Druck durchzuführen. Dies vor allem bei akuten Ereignissen, wo keine Ventrikelerweiterung im Sinne eines Hydrozephalus bei Liquorabflußstörungen vorliegt.

Liquoranalysen sollen die Beurteilung der Sauerstoffverwertung bzw. der Energieversorgung des Gehirns ermöglichen (Paulson *et al.* 1972). Dafür könnte die Messung der Konzentration Kreatinphosphat und ATP dienen, da diese Stoffe die Energiespeicher darstellen. Beim Menschen sind diese Werte aber noch nicht gemessen worden. Weiters wäre die Messung des Laktat-Pyruvat-Koeffizienten von Interesse (Brodersen und Jørgensen 1974).

Wird vom Gehirn auf Grund einer fehlenden Neuronen- und Gliazellaktivität kein Sauerstoff metabolisiert bzw. kommt es auf Grund einer Zirkulationsbehinderung zu einem anaeroben Stoffwechsel über die intrazellulären Glykogenreserven, findet sich als Endprodukt u. a. Milchsäure, welche ihrerseits zerebrale Azidose bedingt. Folglich könnte daher die Bestimmung des erhöhten zerebralen Laktats über den Liquor einen Parameter für die Hirntoddiagnostik bilden (Schlag 1973). Paulson *et al.* (1972) erheben aber die Frage, ob der erhöhte Milchsäuregehalt des Liquors nicht durch eine Bluthirn-Schranken-Störung verursacht wird und das Laktat würde in diesem Fall aus dem Systemkreislauf stammen. Sie haben auch Bedenken, Patienten wiederholt für diese Untersuchung, die eine Verlaufskurve erfordert, spinal punktieren zu müssen. Auch wird bei blutigem Liquor, sei es infolge der Grunderkrankung oder nach traumatischer Punktion, der Laktatwert verfälscht.

Von Bedeutung wäre auch die Messung der Konzentration von Glutaminsäure und Gamma-Aminobuttersäure, da die Störung des Glukosehaushaltes im Zentralnervensystem zu einer Abnahme der ersteren und Zunahme der letzteren im Liquor führt (Gründig und Simanyi 1973).

Weiters kommt es im Hirntod zu einem Anstieg von Kalium, der sauren Phosphatase, der Beta-Glukuronidase und zum Abfall von Natrium im Liquor (Arnold 1976).

All diese Untersuchungen bedürfen aber eines Speziallabors und eignen sich sicherlich schon aus diesem Grund nicht zur Routineanwendung. Ferner sind Liquoruntersuchungen zur Feststellung der Veränderung von Metabolitenkonzentrationen unsicher und in ihrer Aussagekraft nicht konstant. Gründig und Simanyi (1973) bemängeln, daß hier keine Aussage über den Ort der Läsion gemacht werden kann. Auch kann eine bestimmte Meßgröße keine Auskunft darüber geben, ob eine generelle Partialstörung des Stoffwechsels aller Zellen vorliegt oder ein lokalisierter totaler Funktionsausfall. Schließlich dienen diese Untersuchungsmethoden mehr der labormäßigen wissenschaftlichen Forschung, als daß sie für den klinischen

Gebrauch praktikabel wären, abgesehen von ihrer geringen Aussagekraft für die Hirntoddiagnostik.

6.22. Hypothermie

Spontane Hypothermie tritt im Bulbärhirnstadium auf und wird rektal gemessen, sie wird als zusätzliches Zeichen des eingetretenen Hirntodes gewertet, kann aber in Einzelfällen fehlen. Die Hypothermie wird durch Läsionen am Hirnstamm verursacht, kann aber auch durch Intoxikationen (v.a. Babiturate) erfolgen. Bushart und Rittmeyer (1969) erkennen in dem Erlöschen der Tagesperiodik der Körpertemperatur ein wichtiges Zeichen des eingetretenen Hirntodes. Überwiegend findet sich eine Poikilothermie, d. h. die Temperatur sinkt zur umgebenden Raumtemperatur und zeigt keine Schwankungen zum Tagesrhythmus. Insgesamt sinkt die Temperatur unter 36 °C und pendelt sich um Werte zwischen 30 und 32 °C ein. Flemming (1975) fand Rektaltemperaturen um 26—28 °C. Dabei ist ein Effekt von Phenothiazinen und Sympathikolytika bei höheren Temperaturen auszuschließen (Steinbereithner 1969). Daher muß eine diesbezügliche Anamnese geklärt sein, obwohl es bei Komata unbekannter Genese oft schwierig sein wird, eine genaue Vorgeschichte zu erhalten. Blutanalysen auf toxische oder sedierende Stoffe werden nicht überall innerhalb der ersten Stunden nach Behandlungsbeginn zu erhalten sein.

6.23. Hirngewebetemperatur

Ouaknine *et al.* (1973) fanden bei 6 Messungen mit sehr empfindlichen Thermosonden bei hirntoten Patienten nach Kraniotomien eine niedrigere Hirngewebetemperatur gegenüber der Körpertemperatur auch in Fällen mit Hypothermie. In einem Einzelfall von 6tägigem Hirntod wurden Hirngewebetemperaturen von 25 °C bei einer Körpertemperatur von 28 °C gemessen.

6.24. Blutdruck

Während des Einsetzens der obligaten Zeichen des Hirntodes kommt es auch zu einem Blutdruckabfall auf Werte unter 70 mm Hg systolisch. Nach mehr als 20 Stunden kann es wieder zu einer spontanen Eigenregulierung des Blutdrucks auf Werte um 80 mm Hg kommen. In der Schwebezeit wird man aber ohne vasokonstriktorische Substanzen zur Aufrechterhaltung ausreichender Blutdruckwerte für eine Perfusion vor allem eines eventuell zu transplantierenden Organes nicht auskommen können. Der Blutdruckabfall selbst wird seine Ursache in der Erniedrigung des peripheren Gefäßwiderstandes auf Grund einer mangelnden Gefäßtonisierung haben, da das Sympathikuszentrum oberhalb C 1 ausfällt. Die Wiederkehr einer

Eigenregulierung des Blutdrucks basiert auf einer sekundären sympathischen Einschaltung der Strukturen im Rückenmark (Schuster *et al.* 1970). Auch tierexperimentelle Untersuchungen unterstützen die Annahme, daß der plötzliche Blutdruckabfall von einer Lähmung des Vasomotorenzentrums im Hirnstamm herrührt. Aus diesem Grund fordern auch einige Autoren die Diagnose Hirntod erst nach Eintreten des Blutdruckabfalls (Miyazaki *et al.* 1972).

6.25. Herzfrequenz

Ergänzend zur klinischen Untersuchung eignet sich der Atropintest, weil er auch einfach anzuwenden ist. Dabei zeigt sich beim Vollbild des Hirntodes keine Zunahme des Herzrhythmus nach intravenöser Injektion von 2 mg Atropin. Als Ursache wird die Zerstörung der zentralen parasympathischen Systeme (dorsaler Vaguskern) angenommen (Bock 1981, Ouaknine 1978, Ouaknine und Mercier 1985). Gesunde Probanden zeigen einen deutlichen Anstieg der Herzfrequenz — somit kann bei Ausbleiben dieser ausschließlich an das intrakranielle parasympathische System gebundenen Reaktion auf einen zerebralen Funktionsverlust geschlossen werden. Auch wird keine Beeinflussung der Herzfrequenz durch Karotissinusdruck mehr erkennbar sein. Ferner soll bei Druck auf die Bulbi keine Bradykardie auslösbar sein (okulokardialer Reflex). Schon während der kritischen Phase des zirkulatorischen Kompressionsstillstandes kommt es zu variablen dysrhythmischen Störungen der Herzaktionen, die sich aber gleichsam mit der Überwindung des spinalen Schocks bei Wiederauftreten der spinalen Reflexe und der motorischen Schablonen wieder erholen können (Ibe 1971). Die Herzautomatik wird sich unter künstlicher Beatmung um 36 bis 50 Schläge pro Minute einpendeln (Flemming 1975). Okay (1969) beschrieb 15 Fälle von Hirntod mit künstlicher Beatmung, die nach 2—11 Tagen an einem spontanen Herzstillstand verstorben waren. Die EKG-Veränderungen im Hirntod-Syndrom sind im Zusammenhang mit der Körpertemperatur, der metabolischen Azidose und der Fluktuation des Serum-Kaliums zu verstehen.

Ouaknine (1978) fand beim eingetretenen Hirntod im EKG das Auftreten einer zusätzlichen Welle (J-Welle), die im Endabschnitt des QRS-Komplexes auftritt und dessen Verbreiterung verursacht, weiters eine Verlängerung des QT-Intervalls und eine Depression oder auch Elevation des ST-T-Segments entsprechend einer subendokardialen oder subepikardialen Ischämie. In der terminalen Phase des Hirntodes finden sich eine fortschreitende Depression des Sinusrhythmus, atriale Fibrillationen, atrioventrikuläre und intraventrikuläre Überleitungsstörungen, deutliche ST-T-Änderungen und Niedervoltage mit Verkleinerung der J-Welle oder deren Verschwinden. Nach Abschalten des Respirators kann ein EKG noch nach

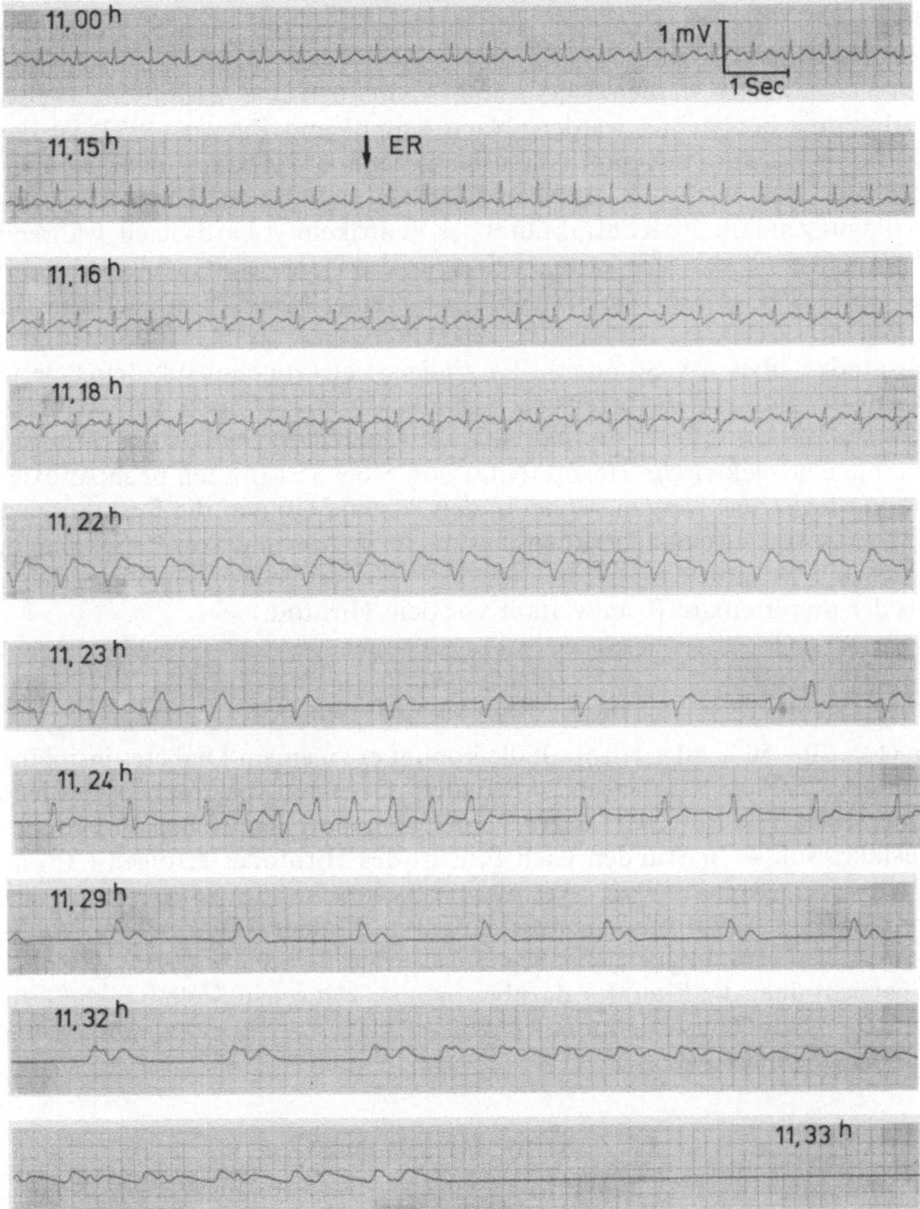

Abb. 18. EKG in Ableitung II im Hirntod (11.00 Uhr bis 11.15 Uhr) und Dauerableitung nach kompletter Anoxie nach Beendigung der Reanimation (ER) und zunehmender Deformation. Letzte elektrische Herzaktivität bei 18 Minuten Dauer der Anoxie

30 bis 75 Minuten abgeleitet werden, im Einzelfall können elektrische Restfunktionen als abnorme Kammerkontraktionen noch bis zu 90 Minuten nachgewiesen werden. Präterminal kann auch eine periodische Tachyarrhythmie beobachtet werden. Nach Kaindl und Zilcher (1973) ist das Ventrikelmyokard am empfindlichsten gegenüber Hypoxie, im abnehmenden Maß das Vorhofmyokard und Reizleitungssystem. Unter Hypoxiebedingungen läßt die Kontraktilität des Ventrikelmyokards nach, während das EKG noch ablaufen kann, auch wenn das Herz bereits völlig stillsteht.

Abb. 18 zeigt den 18minütigen Verlauf einer Herzaktion nach Eintritt kompletter Anoxie (Beendigung einer Reanimation beim Vollbild des Hirntodes über 24 Stunden). Es finden sich zunehmend deformierte Kammerkomplexe, die bereits nach etwa 5 Minuten klinisch nicht mehr als Kammeraktion erkennbar sind. Bei 12 weiteren eigenen Beobachtungen konnte eine elektrische Herzaktivität von 5 bis 55 Minuten nach Anoxiebeginn registriert werden, wobei in den letzten Minuten die Restaktionen immer weiter auseinanderlaufen, bis zu einem Abstand von 10 Sekunden. Alter und Grundleiden scheinen für die Dauer weniger maßgeblich zu sein als der unmittelbare Komaverlauf vor dem Hirntod.

6.26. Diabetes insipidus

In etwa 30—50% aller Hirntodfälle kommt es zu einem Diabetes insipidus von etwa 6.000—8.000 ml in 24 Stunden mit einem spezifischen Gewicht unter 1008. Die Polyurie als Zeichen eines hypothalamischen Funktionsausfalles soll 4—6 Stunden nach Eintritt des Hirntodes erfolgen (Angstwurm und Kugler 1978). Als diagnostisches Kriterium jedoch ist sie unbrauchbar, da Infusionen und eventuell eine forcierte Diurese (auf Grund klinischer Notwendigkeit) das Ergebnis verfälschen. Pallis (1985) gibt eine Übersicht über die Literatur darüber in einer kritischen Stellungnahme zu Berichten von Outwater und Rockoff (1984), die dieses Phänomen bei Kindern beobachteten.

6.27. Kritik der Diagnostik

Die unterschiedliche Qualität der technischen Ausrüstungen der Krankenhäuser und auch die verschiedenen Voraussetzungen und Erwartungen über den Umfang der Hirntoddiagnostik machen es schwer, die weltweit existierenden Ansichten über das Vorgehen zu vergleichen, geschweige denn, auf einen Nenner zu bringen. Es sei hier vor allem auf die Problematik in kleinen Krankenhäusern mit ungenügender technischer Ausrüstung hingewiesen, welche komatöse und apnoische Patienten zur weiteren Abklärung in größere medizinische Zentren überweisen müßten, gelegentlich diese Patienten auch als potentielle Organspender transferieren, obwohl der Hirntod nicht vorliegt und in manchen Fällen auch gar nicht zu erwarten ist.

Auch in Großbritannien hat die Conference of Royal Colleges and Faculties of the United Kingdom 1976 Richtlinien erarbeitet, die auf das EEG bzw. andere Hilfsuntersuchungen verzichten, da man übereingekommen war, daß ein anhaltender Funktionsverlust des Hirnstammes Hirntod bedeutet („permanent functional death of the brain stem constitutes brain death"), d. h. daß jeder Patient, der die klinischen Kriterien des Hirnstammfunktionsverlustes erfüllt (brain stem death) auch in den folgenden Stunden oder Tagen, weniger Wochen oder gar Monaten, einen Herzstillstand erleiden wird. Dieses als Standardverfahren vorgeschlagene Vorgehen ist wegen seiner Dürftigkeit der zu erhebenden Befunde, vor allem wegen der fehlenden apparativen Parameter, auch der öffentlichen Kritik ausgesetzt worden:

Zustände, unter welchen die Diagnose des Hirntodes in Betracht gezogen werden soll:

1. Der Patient ist tief komatös,

a) es darf kein Verdacht auf Intoxikation bestehen,

b) primäre Hypothermie als eine Ursache des Komas muß ausgeschlossen sein,

c) metabolische und endokrine Störungen, die Ursache sind, oder zu einem Koma beitragen, müssen ausgeschlossen sein.

2. Der Patient ist respiratorabhängig wegen Verlustes der Spontanatmung oder ungenügender Spontanatmung; Relaxantien oder andere Medikamente als Ursache von Atemdepression oder -verlust müssen ausgeschlossen sein.

3) Es darf kein Zweifel bestehen, daß der Zustand des Patienten Folge einer unheilbaren, morphologischen Schädigung ist. Die Diagnose eines Leidens, welches zum Hirntod führt, muß voll geklärt sein.

Klinische Tests zur Sicherung des Hirntodes:

Alle Hirnstammreflexe fehlen:

1. Die Pupillen sind im Durchmesser fixiert, reagieren nicht auf plötzliche Lichtreize.

2. Fehlen eines Kornealreflexes.

3. Fehlen des Vestibulo-Okular-Reflexes.

4. Adäquate Stimulation ergibt keine motorische Antwort der von Hirnnerven umfaßten Bereiche.

5. Fehlen eines Würgereflexes oder einer Reflexantwort auf Stimulation der Brochialbereiche mit einem Absaugkatheter über die Trachea.

6. Fehlen einer Atembewegung nach genügend langer Unterbrechung der maschinellen Ventilation.

Dazu noch weitere Überlegungen:

1. Wiederholung der Prüfung. Es ist üblich, die Untersuchungen zu

wiederholen, um eventuell Beobachtungsfehler zu vermeiden. Dies hängt von der medizinischen Urteilskraft der Untersucher ab, und die Zeitspanne zwischen den Untersuchungsvorgängen verhält sich entsprechend der augenscheinlichen Besserung, Stabilisierung oder Verschlechterung der klinischen Parameter.

2. Unversehrtheit der spinalen Reflexe. Die Reflexe der spinalen Ebene können fortbestehen oder, nach einem anfänglichen Verlust (spinaler Schock), bei hirntoten Patienten wieder auftreten.

3. Ergänzende Untersuchungen: Es ist nun allgemein akzeptiert worden, daß elektroenzephalographische Untersuchungen zur Diagnose des Hirntodes *nicht* notwendig sind. Ebenso wird über andere Untersuchungen, wie die Angiographie oder zerebrale Durchblutungsmessungen, geurteilt, die ebenfalls als nicht notwendig zur Diagnose des Hirntodes angesehen werden.

4. Die Körpertemperatur soll bei diesen Patienten nicht weniger als 35 °C betragen, bevor die diagnostischen Untersuchungen durchgeführt werden.

5. Das Gutachten des Spezialisten und der Status der beteiligten Ärzte: Entscheidungen, Reanimationsmaßnahmen abzusetzen, sollen erst nach Vorhandensein aller oben genannten Kriterien gefällt werden und können von allen folgend genannten Ärzten gesetzt werden:

a) Der behandelnde Arzt *gemeinsam mit* einem weiteren Arzt.

b) In Abwesenheit des behandelnden Arztes ein Vertreter, der mehr als 5 Jahre qualifizierte Berufserfahrung nachweisen kann und außerdem über adäquate Erfahrung über das Problem des Hirntodes verfügt, gemeinsam mit einem anderen Arzt.

Daß das EEG ebenso wie die zerebrale Angiographie zur Feststellung des Hirntodes nicht erforderlich ist, leitet auch Schulz (1977) aus den schon 1968 publizierten Harvard-Kriterien ab. Sich an die im Rahmen der „Conference of Medical Royal Colleges and the Faculties in the United Kingdom" 1976 veröffentlichten Dokumente über den klinisch festzustellenden Hirntod haltend, kommt Schulz zu folgenden Schlußfolgerungen:

1. Auf Grund der jetzt in der DDR und international vorliegenden Erfahrungen und Dokumente soll sich auch die Feststellbarkeit des Hirntodes in jedem Krankenhaus orientieren.

2. Der Feststellung des Hirntodes mit klinischen Untersuchungsmethoden kommt hierbei die größte Bedeutung zu, die Diagnose ist mit Sicherheit zu stellen.

3. Das EEG ist zur Feststellung des Hirntodes nicht obligatorisch zu fordern.

4. Bei Einsatz der zerebralen Angiographie genügt die Darstellung der Karotiden mit einfacher Technik. Eine Wiederherstellung der ausgefallenen Hirnstammfunktionen bei eingetretenem Kreislaufstillstand im supratentoriellen Raum wurde nie beobachtet.

Schulz stützt sich dabei, neben eigenen Erfahrungen, auf einen breiten

Hinweis in der Literatur. Diese „einfachen" Kriterien des Hirntodes, die selbst keine neuen Definitionen des Todes beinhalten, haben in den letzten 8 Jahren erhebliche Diskussionen im englischen und amerikanischen Schrifttum ausgelöst. Da man sich in Fällen mit bekannter Ursache einer irreversiblen Strukturschädigung des Gehirns und gleichzeitig fehlender Spontanatmung nur auf die klinischen Befunde verläßt, erheben sich nun Bedenken, ob dadurch bei jenen Patienten eine falsch positive Hirntoddiagnose gestellt wird, die eventuell bei kontinuierlicher maschineller Beatmung und intensivmedizinischer Betreuung doch überleben könnten. Jennett et al. (1981) untersuchten 609 Patienten, die mindestens schon eine Stunde artifiziell beatmet wurden und zusätzlich die Kriterien des Hirntodes erfüllten. 326 Patienten starben noch während der künstlichen Beatmung an Herzstillstand, terminaler Herzstillstand trat bei allen Patienten trotz kontinuierlicher Beatmung und bei aller medizinischer Betreuung auf. Jennett *et al.* hegen jedoch Bedenken über die Anwendbarkeit dieser „einfachen" Kriterien innerhalb weniger Stunden nach einem Schädel-Hirn-Trauma, auch wenn sich mit Sicherheit Intoxikationen oder andere Ursachen des Komas ausschließen lassen: Eine 12stündige oder gar 24stündige Zeitdauer der Beobachtung des absoluten Funktionsverlustes von Hirnstammfunktionen sollte gewährleistet werden.

Jørgensen stellte 1981 nach 10jähriger Erfahrung bei Patienten mit apnoischem Koma und fehlenden Hirnstammreflexen fest, daß bei primär intrakraniellen Läsionen oder Zuständen nach Herzstillstand mit darauffolgender Reanimation nur klinisch verläßliche Hinweise für den irreversiblen Ausfall der Hirnstammfunktion vorlagen: Keiner der 389 erfolgreich reanimierten Fälle von Herz-Kreislauf-Stillstand und 89 Fälle von Atemstillstand nach primären intrakraniellen Läsionen, ebenso keiner der 171 Fälle von Koma nach Intoxikationen, überlebte, sobald die Klinik das Fehlen der Hirnstammaktivitäten anzeigte. In Ergänzung stellen Tomlin *et al.* (1981) ebenso fest, daß von 417 an der Intensivstation verstorbenen Patienten nur 15 als Nierenspender in Frage gekommen sind, trotz Bedarf an Organspendern letztlich nur wenige Patienten in Frage kommen und die Frage der Organspende überhaupt erst nach Diagnose des Hirntodes überlegt wurde. Somit ist kein Einfluß auf die Hirntoddiagnose von seiten der Organspende genommen worden, im Gegenteil, nach klinischer Diagnose des Hirntodes wurden bei potentiellen Organspendern Reanimationsbemühungen sogar fortgesetzt, um die Zustimmung von Verwandten zu erlangen oder die Gewebetypisierung abzuwarten. Unter diesen Voraussetzungen haben sich die Kriterien nach dem Royal College als zu umfangreich erwiesen, rascher hätte der Hirntod mit den ergänzenden Untersuchungen, wie EEG, Angiographie und apparative Hirnstammdiagnose, nachgewiesen werden können.

Bennett (1978) hält den rein klinischen Untersuchungsmethoden zur

Hirntoddiagnostik entgegen, daß es auch erfahrenen Neurologen oft schwerfallen mag, klinische Kriterien exakt zu erfassen, denn nicht immer können z. B. Intoxikationen trotz offensichtlichem Schädel-Hirn-Trauma mit Sicherheit ausgeschlossen werden. Auch hält er entgegen, daß der Nachweis von fehlenden Hirnstammreflexen lediglich den Befund eines irreversiblen Komas ergibt, jedoch nicht alle Patienten im irreversiblen Koma hirntot sind. Daß der Tod im Sinne des späteren Herz-Kreislauf-Stillstandes folgt, bedeutet nicht, daß zum Zeitpunkt der fehlenden Hirnstammreflexe bereits alle Kriterien des Hirntodes erfüllt sind. Andererseits bestehen Grenzen in der Verwertbarkeit des EEGs im Sinne der isoelektrischen Ableitung des Null-Linien-Bildes vor allem bei Intoxikationen. Auch bei fehlenden Möglichkeiten, adäquate Ableitungen durchzuführen, soll lieber auf ein EEG verzichtet werden.

Van Till (1976) hält die im deutschsprachigen Raum geforderten Kriterien zur Diagnose, d. h. klinischer Beweis des irreversiblen Funktionsverlustes des Gesamtgehirns, unterstützt mit Null-Linien-EEG und Zirkulationsstillstand im zerebralen Angiogramm, vor allem bei sogenannten abnormalen Fällen, für angebracht.

Als abnormale Fälle werden hier angeführt:

1. Unter der Reanimation kann der bereits eingetretene Tod oder Hirntod maskiert werden.

2. Fälle, die den traditionellen Symptomen des Todes entsprechen, auf Grund der Anamnese und Ätiologie oder anderen Umstände nicht wahrlich bereits tot sein müßten, wie etwa bei Intoxikationen, Narkosezwischenfällen, elektrischem Unfall, Hypothermie, Hirnstammverletzung. In diesen Fällen ist der Tod offensichtlich eingetreten, die Sicherheit aber ist nicht gegeben.

3. Kinder, wobei die Altersgrenze schwierig zu setzen ist.

4. Fälle, in welchen die physische Integrität des Körpers angetastet werden soll, oder Bestattung bzw. Leichenverbrennung innerhalb 24 Stunden nach Todesdiagnose eintreten soll.

7. Die Bestimmung des Hirntodes im Kindesalter

Das Gehirn von Säuglingen und Kleinkindern besitzt eine größere Toleranz gegenüber äußeren und inneren Einwirkungen, wesentliche Funktionen können sich trotz längerer neurologischer Ausfälle oder zerebraler Reaktionslosigkeit wieder erholen. Es bedarf daher im Rahmen der Hirntoddiagnostik besonderer Aufmerksamkeit für die Anwendung neurologischer Kriterien bei Kindern in den ersten Lebensjahren.

Die Wiederbelebungszeit des Gehirns ist bis zum 2. Lebensmonat länger als bei einem älteren Kind oder gar beim Erwachsenen, bedingt durch den geringeren Sauerstoff- und Energieumsatz des unreifen Hirngewebes und der Möglichkeit einer anaeroben Energiebereitstellung (Habel und Schneider 1975). Somit nimmt mit zunehmendem Alter des Kindes die Sicherheit der Hirntoddiagnostik zu oder im Umkehrschluß, je jünger das Kind, desto unsicherer die Hirntoddiagnostik. Nach Regenbrecht (1973) sind daher folgende Aspekte im Säuglingsalter bezüglich einzelner diagnostischer Parameter zu beachten: Es ist schwer, den Bewußtseinsverlust zeitlich festzuhalten, das definitive Erlöschen des Bewußtseins somit zu beurteilen. Beim jungen Säugling kommt es aus den verschiedensten Ursachen rascher zu längerdauernden Atemstillständen ohne konsekutive Hirnschädigung. Geringe Irritationen, besonders exogen bedingte Unterkühlungen, rufen eine längere Anoxie hervor. Ein bereits physiologisch niedriger Blutdruck kann in Zweifelsfällen auch zu Fehldiagnosen führen. Hypothermien treten auf Grund der relativ großen Körperoberfläche im Verhältnis zum Körpervolumen schon bei leichten zentralen Ausfällen auf und sind daher hier nicht als sichere Parameter zu werten. Die nicht seltenen Kopfschwartenödeme bei Säuglingen können leicht ein flaches oder gar isoelektrisches EEG vortäuschen. Es ist daher eine längere Schwebezeit angezeigt. Habel und Schneider fordern 3 Tage, bei Hypothermien und Intoxikationen lehnen sie die Toterklärung überhaupt ab. Auch üben sie große Zurückhaltung in der Entscheidung bei Säuglingen mit entzündlichen und postvakzinalen Enzephalopathien und intrazerebralen Blutungen.

Die noch offenen Fontanellen und Schädelnähte können einen mäßigen Anstieg des Schädelinnendrucks leicht kompensieren. Dagegen ist der Blutdruck und Perfusionsdruck bei Kindern niedriger als bei Erwachsenen: Pampiglione und Harden (1968) haben daher auf die höhere Mortalität bei Kindern unter 1 Monat nach Kreislaufunterbrechungen gegenüber anderen

Altersgruppen hingewiesen. Jährig (1979) hält klinische Parameter in der Perinatalperiode für ungenügend, die physiologischen Umstellungen des Organismus sowie Intrauterin- und Extrauterindasein sind so ergreifend und fundamental, daß die üblichen Hirntodkriterien hier schwer anwendbar sind. Er führt an, daß bei einem ohne Lebenszeichen geborenem Kind auch noch nach 20 Minuten Anoxie mit einer erfolgreichen Reanimation gerechnet werden kann. Es könnten daher für die Neonatalperiode keine ausreichenden klinischen Kriterien zur Feststellung des Hirntodes abgeben werden. Diagnostisch kritisch ist vor allem der Zeitraum unmittelbar nach der Geburt, einerseits auf Grund des spinalen Schocks beim Hirntod, andererseits auf Grund der Tatsache, daß sogenannte Totgeburten noch nachweisbare kardiale Herzaktionen zeigen. In diesen Fällen kann die primäre Animation erst abgebrochen werden, wenn es zum irreversiblen Herzstillstand gekommen oder durch paraklinische Untersuchungen der Hirntod zweifelsfrei erwiesen ist. Die extreme Toleranzbreite bezüglich klinischer und biochemischer Parameter, wie z. B. schwere Hyperglykämien und extreme Azidosen, welche in späterem Alter nicht mehr mit dem Leben vereinbar wären, können hier klinisch symptomlos bleiben. Müller (1973) untersucht das Problem bei den sogenannten asphyktischen Neugeborenen und stellt es dem Problem bei Erwachsenen gegenüber, wo die Diagnose Hirntod als ischämische Totalnekrose des Gehirns vorliegt. Beim Neugeborenen und im frühen Kindesalter jedoch findet sich keine ischämische Totalnekrose, alle autoptischen Befunde zeigen umschriebene Ausfälle oder den Tod aus Gründen der topischen Bevorzugung des Mittelhirns bei geburtstraumatischen Blutungen. Auch ermöglichen die offenen Nähte und Fontanellen jedem malignen Ödem eine gewisse Ausweichmöglichkeit, wodurch ebenfalls die Infarzierung im Sinne einer Totalnekrose verhindert wird. Zudem weist er darauf hin, daß beim Säugling der Circulus vitiosus, welcher auf Grund der ödembedingten venösen Gefäßkompression und der Bluthirnschrankenstörung entsteht, ebenfalls fehlt. Vor allem erwähnt er die Tatsache, daß beim Säugling auch keine Stauungspapille auftritt. Daraus folgert er die Problematik des wissenschaftlichen Nachweises des Hirntodes im Säuglingsalter und vor allem die Problematik der Angiographie, die technisch schwer durchführbar ist und an sich schon tödlich wirken könnte. Auch versagt das EEG, da trotz schwerster Schädigung des Hirnstammes noch eine Ableitung von Potentialen über den noch von der Karotis versorgten Restorgan möglich ist.

Ashwal und Schneider (1979) wenden zur Diagnose des Hirntodes die Radionuklidbolustechnik an, die eine sichere und vor allem das Kind nicht belastende Untersuchung darstellt. Bei 5 von 9 Kindern konnte trotz Restaktivität im EEG mittels dieser Technik kein zerebraler Kreislauf mehr nachgewiesen werden. Der mittlere Alterswert aller 9 untersuchten Kinder war 7 Monate. Allerdings konnten sie bei der Sektion ausgedehnte

Nekrotisierung mit Verflüssigung des Schädelinhalts feststellen. Schwartz *et al.* (1984) haben die Ergebnisse der Radionuklidmethode mit der 4-Gefäß-Angiographie bei Kindern verglichen und exakte Übereinstimmung in der Diagnose des zerebralen Kreislaufstillstandes gefunden. Auch sie betonen die Einfachheit, das tragbare Gerät verhindert auch einen aufwendigen und belastenden Transport der Patienten.

Der Vorteil der noch offenen Fontanelle beim Säugling erlaubt die Anwendung des Real-Time-Echo-Sektorscanns (Furgiuele et al. 1984). Auch hier wurden die schwindenden Mittellinien-Pulsationen registriert.

Kero *et al.* (1978) versuchten bei Kleinkindern im Dezerebrationssyndrom mittels einer Komputeranalyse der Herzfrequenz den Zeitpunkt des Eintritts des Hirntodes zu ermitteln: Frequenzverlangsamung bei 15 Kindern scheint hier Ansätze zu bieten, die Durchführung erscheint aber klinisch schwer praktikabel.

Beobachtungen von Pampiglione und Harden (1968) über EEG-Verläufe bei Herzoperationen ergaben, daß bei Kindern einer nicht näher angegebenen Altersgruppe bei Kreislaufunterbrechung von 8—10 Minuten Dauer oft erst nach 2 Tagen ein isoelektrisches EEG auftrat. Vorher konnten Perioden von bursts von 0,5 µV über 4—20 Sekunden Länge noch aufgezeichnet werden. Bei Kreislaufunterbrechung über 10 Minuten wurden bei folgendem isoelektrischen EEG keine vorher auftretenden bursts mehr beobachtet. Bei Kreislaufunterbrechungen unter 8 Minuten war eine Erholung des EEGs immer gegeben. Der Wert der frühen EEG-Verlaufsbeobachtungen wird hier betont, da gerade in den 2 bis 12 Stunden nach einem Kreislaufstillstand oder einer Kreislaufunterbrechung bezüglich der Prognose viel sicherere Aussagen getroffen werden können und somit auch ein späteres isolektrisches EEG im Verlauf der nächsten Tage bis zwei Wochen exakter beurteilbar ist. Bis zu diesem Zeitraum hat sich kein Kind mit isoelektrischem EEG mehr erholt. Bei neugeborenen asphyktischen Kindern mit klinischen Zeichen der Hirnstammschädigung wurde von Dear und Godfrey (1985) mit evozierten akustischen Hirnstammpotentialen kompletter Ausfall der Impulsleitung im Hirnstamm registriert, obwohl sich die Kinder wieder erholten, somit nicht hirntot waren. Die Autoren sehen daher hier keine Sicherheit für die Hirntoddiagnostik.

Um eine frühe Hirntoddiagnostik bei Kindern nach schweren Schädel-Hirn-Verletzungen bemüht sich Pfenninger (1984) mittels Komputertomographie im Vergleich zu Hirndruckmessungen: Komprimierte basale Zisternen im Komputertomogramm, mäßige bis schwere Verbrauchskoagulopathie in Verbindung mit Hirndruckwerten über 20 mm Hg hatten retrospektiv alle einen ungünstigen Ausgang. Gerstenbrand (1973) wie auch Rowland *et al.* (1983) sehen keine Differenz zwischen den klinischen Parametern des Kindes und des Erwachsenen und wollen die Kriterien des Hirntodes vom Erwachsenen direkt auf das Kind übertragen. Die Entwick-

lung über das Mittelhirn- zum Bulbärhirnsyndrom verläuft allerdings beim
Kind viel rascher und dramatischer. Besteht das Bulbärhirnsyndrom jedoch
30 Minuten oder länger, so sind die Kriterien gleich denen des Erwachsenen
zu beurteilen.

8. Pathomorphologie

Die morphologischen Veränderungen des Gehirns nach Hirntod mit folgendem unausbleiblichen Herzstillstand werden allgemein in der Literatur als „Respiratorhirn" bezeichnet (Adams und Jequier 1969, Alderete *et al.* 1968, Black 1978, Jellinger 1974, Jellinger und Seitelberger 1970, Matakas 1973, Mollaret *et al.* 1959, Moseley *et al.* 1976, Pearson *et al.* 1978, Schneider und Matakas 1973, Walker 1978), von Budka (1981) aber kritisiert, da die Verweildauer am Respirator pathogenetisch irrelevant ist: der Hirntod entspricht einer Nekrose durch globale Ischämie des Gehirns im Sinne eines Totalinfarktes. Die Ausbildung der Nekrophanerose (ischämische Nervenzellschäden) hängt vom Entwicklungstempo des Perfusionsausfalls des Gehirns ab; das heißt, bei einem „Katastrophentod" mit Entwicklung des Perfusionsstopps unter 2 Stunden wird die Nervenzellnekrose fehlen.

Bei der Sektion findet sich ein weiches ödematöses Gehirn; die Erweichung kann bis in das obere Halsmark reichen, außerdem kann eine Verfärbung des Gehirns mit starker Gewichtserhöhung über 1700 g bei einer Volumszunahme von 10—12% festgestellt werden. Das Hirngewicht beim Hirntod liegt über dem mittleren Wert, bezogen auf Alter und Geschlecht, wobei Walker (1978) ein höheres Gewicht bei jenen Patienten fand, die innerhalb von 24 Stunden nach Beginn der Reanimation verstorben waren, als bei denen, die am zweiten Tag verstarben. Nach drei Tagen maschineller Beatmung soll das Hirngewicht wieder zunehmen, wobei die Gewichtszunahme einem Mittelwert um 70 g entspricht. Ketz (1972) fand erheblich stärkere Abweichungen vom Normgewicht: Vor allem jüngere Patienten zeigten eine Gewichtszunahme, in Einzelfällen bis zu 50%, durchschnittlich in den jüngeren Altersgruppen etwa 20%. Die Reserveräume sind gänzlich ausgefüllt und bei Autolyse aller Strukturen finden sich oft nekrotische Kleinhirnanteile, die nach ödembedingter Herniation durch das Foramen magnum abgeschert worden sind, in den spinalen Subarachnoidalraum verlagert, wo sie mantelförmig das Rückenmark umgeben. Eine Demarkation findet man in den Randzonen des nekrotischen Gehirns als sogenannte Demarkationsphänomene des noch zeitlich begrenzt fortlebenden Organismus: z. B. Infarzierung der Nervi optici im Canalis opticus, hämorrhagische Erweichung des Rückenmarks in Höhe C 1 bis C 4 und Nekrose des Hypophysenvorderlappens (Budka 1981, Schneider 1971) (Abb. 19 a und b).

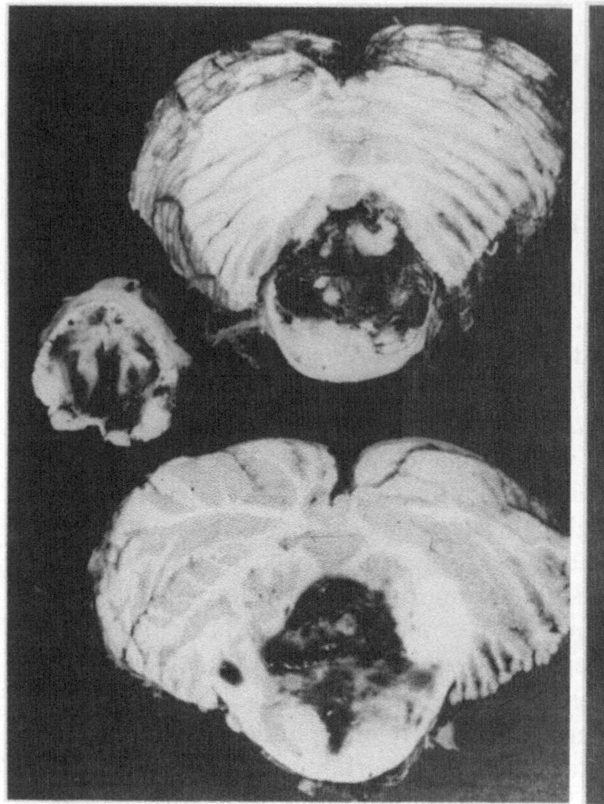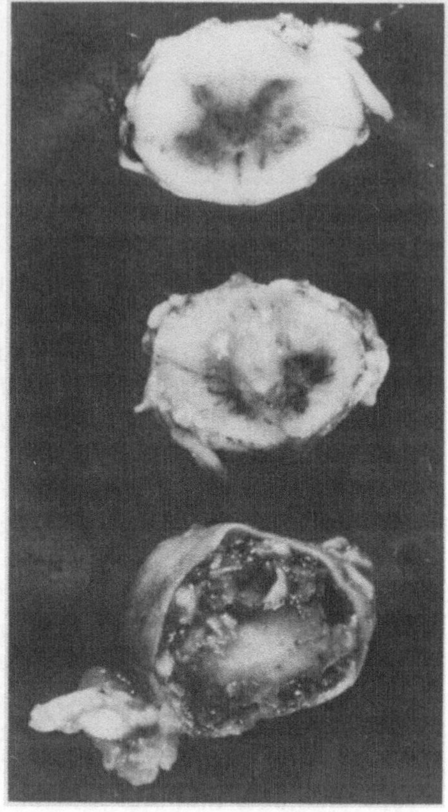

Abb. 19 a   Abb. 19 b

Abb. 19 a. Hämorrhagische Infarzierung des kaudalen Hirnstammes und Medulla oblongata nach tonsillärer Einklemmung mit Dezerebration und folgendem Hirntod

Abb. 19 b. Demarkierungsphänomen des oberen Halsmarks mit hämorrhagischer Infarzierung und Verlagerung von nekrotischen Abscherungen des Kleinhirns um das Spinalmark

Nach Jellinger (1974) läßt sich das klinische Syndrom Hirntod als Ausdruck schwerster Desintegration der Hirnfunktion weder pathomorphologisch exakt definieren, noch einem konstanten syndromspezifischen Substrat zuordnen. Die groben und feinstrukturellen Hirnveränderungen sind oft morphologischer Ausdruck der im Koma manifesten zentralen und extraneutralen Funktionsstörungen oder entsprechen meist häufiger den mittel- und unmittelbaren Folgen, die sich im Verlauf akuter und anhaltender Komazustände einstellen — also Hirnläsionen als Folgen und Residuen im Koma ablaufender Vorgänge und Komplikationen, — „postkomatöse

Enzephalopathien". Es resultiert ein diffuser Hirnschaden auf der Basis intrakranieller Drucksteigerung infolge Hirnödem nach äußerer und innerer Gewalteinwirkung (Tumor, Blutung, Schädel-Trauma). Das Hirnödem führt durch intrakranielle Drucksteigerung und Zirkulationsstopp zum Hirntod mit manifestem Hirntotalinfarkt bei extremer Hirnvolumszunahme, tonsillärer Einklemmung, Abtropfen von Kleinhirngewebe in den Spinalraum, Gewebsautolyse ohne gliös-hämatogene Reaktion bei deutlichen Demarkierungsphänomenen, Hirnstammblutungen, Kleinhirn-Körnerschicht-Nekrosen und eventuell blanden Hirnvenenthrombosen (Budka 1981, Schneider und Matakas 1973).

Nach gedeckten schweren Schädelhirntraumen fand Jellinger bei längerem Überleben die sekundären Schädigungen im Vordergrund. Neben Folgen zerebraler Fettembolie fanden sich vasal-vasozirkulatorische Schäden durch zerebrale Massenverschiebungen in den Basalkernen und im Hirnstamm.

Nach Kramer (1973) ist der Gewebetod des Gehirns letztlich als Zelltod anzunehmen, der mit Veränderungen am Zellkern im Sinne der Karyolyse, Karyorhexie und Pyknose als intravitale Autolyse einhergeht. Diese Enzephalopathie zeigt folgende Charakteristika: eine diffuse, nicht gefäßgebundene Nekrose des Gehirns bis zur Verflüssigung des Parenchyms bei Fehlen entsprechender Erscheinungen am übrigen Körper; keine Gliareaktion um die primären Schädigungsherde; und starkes Ödem. Im Vergleich dazu sind die mesodermalen Strukturen, wie Blutgefäße und weiche Hirnhäute, besser erhalten, wobei die Blutgefäße nur ausnahmsweise thrombosiert sein sollen (Bots und Kramer 1964), weiters eine Uniformität des Endresultates aller Prozesse. Je nach Dynamik der klinischen Verlaufsform unterscheidet Kramer (1973) zwei Typen der postmortalen Befunde: 1. Schwerste primäre Hirnschädigung, die ohne Reanimation sofort zum Tod geführt hätte. Bei diesem sogenannten „Katastrophentod" des Gehirns fehlen die typischen Zeichen des Sterbens der Zelle infolge plötzlicher Unterbrechung sämtlicher Stoffwechselvorgänge. Die pathologischen Autolyseherde der Zellen stellen wesentlich größere Bezirke dar als die physiologischen Areale. Bei intakter Sauerstoffversorgung und erhaltener Körpertemperatur wird dann das gesamte Gehirn nekrotisch. 2. Im Rahmen einer relativ leichten und lokalen Hirnschädigung wird eine reaktive Organisation noch möglich sein, manche Areale des Gehirns werden stärker nekrotisch sein als andere. Im Umfeld primärer Läsionen kann es bei genügender Dauer der Reanimationsbemühungen auch zu Gliareaktionen kommen. Diese werden aber nur gering sein. Insgesamt verneint Kramer aber die Möglichkeit, aus dem Sektionsergebnis rückwirkend auf den Todeszeitpunkt selbst oder den Hirntodzeitpunkt zu schließen.

Schröder (1978) betont die Schwierigkeit der morphologischen Analyse des Hirntodsyndroms und weist auf die verschiedenen Interpretationen in der Literatur hin: Die Läsionen sind in drei Gruppen zu unterteilen, je nach der Entstehung in den Phasen der Entwicklung des Hirntodes:

1. Primäre Läsionen, welche die Ursache der folgenden irreversiblen und tödlichen Hirnödeme darstellen;

2. Läsionen, die während der Phase des intrakraniellen Druckanstieges bis auf das Niveau des arteriellen Systemblutdrucks entstanden sind;

3. späte Veränderungen, die sich während der kompletten Ischämie des Gehirns entwickeln.

Das Überlappen dieser verschiedenen Läsionen stellt das Problem der anoxischen Schädigungen dar und ist nach dem speziellen Verhältnis zur Dauer des klinischen Syndroms des Hirntodes zu untersuchen. Das Ausmaß der anoxischen Schädigung korreliert auch mit der Dauer des klinischen Syndroms des Hirntodes.

9. Die Grenzen der Intensivmedizin

Der Arzt hat vorrangig die Gesundheit eines Kranken zu fördern, sein Weiterleben zu gewähren und den Tod hintanzuhalten. Angesichts einer durch Krankheit tödlichen Bedrohung kann es allerdings sinnvoller sein, das Leben nicht mit außerordentlichen Maßnahmen zu verlängern, aber das Wohlbefinden des Kranken zu ermöglichen, ohne dabei das Leben aktiv zu verkürzen, denn „die Ehrfurcht vor dem menschlichen Leben schließt aus, daß jedes Menschenleben bis ins Absurde verlängert werden muß" (Sporken 1982). Nach Grassberger (1973) gibt es in diesem Zusammenhang keine allgemeinen Beurteilungsmaßstäbe von seiten der Rechtsordnung, das Recht könne nur die Grenzen abstecken, innerhalb derer der verantwortungsbewußte Arzt den Ausgleich zwischen dem Auftrag zur Lebenserhaltung und dem zur Förderung des Wohlbefindens des Patienten suchen kann. Daraus erwächst die Verpflichtung des Arztes, die Lebensverlängerung nicht dort zu erzwingen, wo die durch seine Behandlung zu erzielende kurzzeitige Lebensverlängerung in einem auffälligen Mißverhältnis zu der damit verbundenen Belastung des Patienten steht: „Der Leidende hat das Recht, nicht mißhandelt zu werden".

Die immer perfektere apparative Unterstützung terminaler Zustände führte zu kontroversen Einstellungen, die alle auf den Begriff „Recht zum Tod" zielten. Diese Tendenz hat vor allem in den USA auch zu gesetzlichen Bemühungen um einen sogenannten Gnadentod bei unheilbar Kranken geführt. Diese Tendenz, die in der Weiterführung als ersten Schritt zu einer Euthanasiebestrebung betrachtet werden kann, hat natürlich zu heftigen Gegenreaktionen geführt. Als Verantwortung im Grenzbereich gilt für Nissen (1964) das mit Dynamik geladene Problem der „sogenannten" Euthanasie. Er bemüht sich hier um den Begriff der Sterbehilfe, die er aber aus ärztlicher Ethik ablehnt, da es nicht Aufgabe der Ärzte sein darf, ein Leben zu verkürzen, auch werde hier der ärztlichen Urteilskraft zuviel zugemutet. Nun hat der Deutsche Ärztetag 1984 eine Entschließung über die Sterbehilfe verabschiedet, daß nach gewissenhafter Prüfung bei unheilbar Kranken und bevorstehendem Tod alle Mittel zur Schmerzbekämpfung anzuwenden sind und passive Sterbehilfe durch Unterlassen aussichtsloser Intensivmaßnahmen erlaubt ist: daß die „berufsethische zulässige Sterbehilfe das Recht des Arztes einschließt, auf medizinisch und technisch mögliche Maßnahmen der Lebensverlängerung oder Wiederbelebung bei

Sterbenden zu verzichten, um damit einen sicher bevorstehenden Tod nicht hinauszuzögern". Die Beendigung von Reanimationsmaßnahmen unter dem Titel „Hoffnungslos" bringt in die Hirntoddiskussion immer wieder den Gedanken der „passiven" Euthanasie. Wenn aber eine naturwissenschaftlich begründete Definition des Phänomens Hirntod ebenso klar umrissen ist wie „Herz-Kreislauf-Versagen", so sind Begriffe, wie „Recht auf Leben" oder „Recht auf Tod", „passive Euthanasie", „Fehlen der Menschqualität bei zerstörtem Gehirn", „fehlende Wirksamkeit der Geist-Seele", oder gar, wie Geilen (1973) kritisch zitiert, „biologische Larve", als metaphysische Spekulationen klar zu erkennen.

Gerade in der englischen und amerikanischen Literatur seit Ende der 60er Jahre im Zusammenhang mit der Hirntoddiskussion ist das Problem der Euthanasie sehr stark in den Vordergrund gerückt, besonders wenn Schädel-Hirn-Traumen diskutiert wurden. Es wird die Frage aufgeworfen, ob der Arzt seine Möglichkeiten der modernen Technologie der Intensivmedizin immer einsetzen soll. Die Probleme liegen hier weniger im naturwissenschaftlichen als im moralischen, ethischen und sozialen Bereich. Wird auch der Tod von der Allgemeinheit der Ärzte gern als Niederlage angesehen, so ist es doch Tatsache, daß Reanimationsbemühungen für den einen verlängertes Leben bedeuten können, für den anderen aber verlängertes Sterben. Auch soll der Tod in aussichtslosen Fällen als etwas Positives gewertet werden (Krösl 1984). Weiters wurde diese nun auch in die Öffentlichkeit geratene Diskussion durch den Fall der Karen Ann Quinlan (Anon., Frederics 1981) angefacht, die Anfang 1975 nach einer Intoxikation im komatösen Zustand künstlich beatmet wurde und noch keine Hirntodkriterien erfüllte. Auf Drängen und Bitten der Eltern wurde von den behandelnden Ärzten das Beatmungsgerät nicht abgestellt; der Fall kam schließlich vor das höchste Gericht des Staates New Jersey. Entgegen einem früheren Gerichtsentscheid wurde bei Straffreiheit aller Beteiligten empfohlen, daß die Beatmungsmaschine abzustellen sei, um der Patientin zu einem natürlichen Tod zu verhelfen. Nach Beendigung der artifiziellen Beatmung kam es jedoch zu einer Spontanatmung, und die Patientin wurde unter den klinischen Zeichen eines apallischen Syndroms in ein Pflegeheim gebracht, wo sie bis zu ihrem Tod am 12. Juni 1985, zehn Jahre lang lag, ohne daß sich ihr Zustand gebessert oder verschlechtert hätte. Der sogenannte „würdevolle Tod" der Patientin konnte also nicht erreicht werden. Schließlich waren die Hirntodkriterien nicht erreicht, so daß auch ein Zusammenbruch der Herz- und Kreislauffunktion nicht zu erwarten gewesen war. So bedauerlich der Fall dieser jungen Patientin auch sein mag, das Problem der Reanimation kann nicht vom moralischen Gesichtspunkt aus gewertet werden. Die Grenzen, wem das Recht auf Leben zuzustehen ist und wem das Recht auf Sterben zu geben ist, sind kaum zu ziehen und mit vielen persönlichen, moralischen und auch theologischen Problemen behaftet. Hier besonders stellt sich das Problem des „hoffnungslosen Falls": Zum einen der absolut verlorene Patient im Sterben; zum anderen derjenige, dessen Leben erhalten oder gerettet werden kann, was aber mit schwersten Defekten verbunden sein wird. In beiden Fällen wird uns das Dilemma der modernen Medizin vor Augen geführt, und die Argumente für und gegen den Einsatz hochwertigster therapeutischer und pflegerischer Maßnahmen werden hier mit Floskeln, wie „Arzt spielt Gott" oder „Lebensqualität" und auch „Sterben mit Würde", begleitet. Doch wird der Arzt zwischen den dogmatischen und rationalistischen Pressionen seine persönlichen Entscheidungen über weitere intensivmedizinische Maßnahmen immer wieder neu zu treffen haben, wobei es ihm überlassen bleibt, wieweit die Angehörigen miteinbezogen werden sollten. Aber erst der verifizierte Hirntod des Patienten kann und muß ihm allein die Entscheidung treffen lassen.

Wenn sich die Frage nach den Grenzen der Reanimation stellt, so soll nicht gefragt werden, ob ein Patient nun sterben soll, auch wenn die Bemühungen um diesen Sterbenden schon frustrierend sind. Hier stellt sich lediglich die Frage, ob der Patient im Rahmen der ärztlichen Hilfe und Pflege bereits das Stadium des Hirntodes erreicht hat. Stickel (1979) hat diese Problematik so dargestellt: Es gibt hier zwei zusammenhängende Fragen — 1. Ist der Patient tot? 2. Soll dem Patienten erlaubt sein, zu sterben? Erst wenn die erste Frage klar beantwortet ist, kann die zweite Frage gestellt werden. Auch wenn im Rahmen der oft hoffnungslosen Reanimationsbemühen die erste Frage nicht klar vorliegt, bzw. die Kriterien des Hirntodes hier im speziellen Fall nicht erfüllt sind, sind die Bemühungen um den Patienten weiter fortzusetzen. Erst dann, wenn sich durch eine Änderung der Situation neue Gesichtspunkte ergeben, kann die erste Frage aufs neue gestellt werden. Und erst wenn diese klar beantwortet ist, kann die zweite Frage gestellt werden. Hier scheint ein großes Problem zu liegen: Wer zieht den Stecker aus der Dose (Who pulls the plug)? Im Rahmen eines zerebrovaskulären oder kardialen Insultes mit akutem dramatischem Verlauf und rascher Einsicht über die Vergeblichkeit von Reanimationsbemühungen wird sich kaum eine Hemmung über den Abbruch weiterer Hilfsmaßnahmen einstellen. Gänzlich anders wird die Situation jedoch, wenn ein Patient schon stundenlang, tagelang oder gar wochenlang reaktionslos am Respirator hängt. Hier ist einzusetzen und auch klar und mit aller Objektivität die Situation zu klären, auch wenn mehrmals über die erste Frage auch die zweite Frage zu beantworten ist.

Wie die ärztliche Kunst den Heilauftrag auf sich genommen hat, so muß sie auch ihr Versagen in mancher Situation erkennen und die Heilbemühungen nicht in das Irrational-Pseudoethische fortsetzen. Im breiten Rahmen werden im englischsprachigen Raum vor allem die Grenzen in der pädiatrischen Intensivmedizin diskutiert (Duff und Campell 1976, Freeman 1972, McCormick 1974). Auch hier darf für eine Beendigung der Intensivtherapie nur die Dezerebration bis zum Hirntod in Frage kommen, ansonsten gelten, wie bereits besprochen, die bisher schon geübten ärztlichen Handlungsmotive.

Auch ökonomische Überlegungen haben die Diskussion mit entfacht, diese können und dürfen als Entscheidungsgrundlage jedoch nicht zum Tragen kommen. So läßt der ökonomische Geist der Industriegesellschaft immer öfter die Frage aufwerfen, für wieviel Geld mehr und für wie viele Tage länger hoffnungslos Kranke und Sterbende am Leben erhalten werden sollen, da medizinisch-technische Einrichtungen natürlich begrenzt sind (Boyle *et al.* 1983). So stellt sich oft genug die Frage, wem diese Technologie anzubieten sei und wer darauf verzichten müsse. Dies ist nicht nur das Dilemma des Arztes, der all seinen Patienten die Chance der sinnvollen Lebensverlängerung anzubieten hat, sondern auch das der Gesellschaft, die dies nun finanzieren muß, weil sie dieser Technologie ihren Segen einmal gegeben hat.

Die ökonomischen Grenzen zwingen bei den wenigen und teuren Intensivpflegeplätzen dazu unheilbare und sterbende Patienten von diesen pflegerischen Möglichkeiten auszuschließen, und die Kapazitäten für prinzipiell heilbare und besserungsfähige Leiden zu reservieren, doch auch dem sind Grenzen gesteckt. Opderbecke (1980) verlangt daher eine dringliche Diskussion angesichts der in den letzten Jahren aufgetretenen ökonomischen Denkweise und dem Dilemma zwischen Fortschreiten der technischen Möglichkeiten der Medizin einerseits und der stagnierenden finanziellen Mitteln andererseits. Es ist jedoch zweifelhaft, ob die Rechtsmedizin hier Entscheidungen treffen kann, sicher aber kann sie Entscheidungshilfen für die klinisch tätigen Ärzte geben. So ist die Rechtsprechung in der Vergangenheit im deutschen Sprachraum zumindest eher behutsam und verantwortungsvoll mit dem modernen Todesbegriff umgegangen und hat seine Einbeziehung in das medizinische Denken weder kodifiziert noch ärztliche Entscheidungen darüber bevormundet. Auch dürfen reanimatorische Bemühungen nicht allein am finanziellen Problem bzw. durch Überlegungen darüber, wieviel ein Pflegetag die Öffentlichkeit kostet, scheitern. Im Zusammenhang mit dem Fall Karen Ann Quinlan wurden für die ersten drei Jahre 100.000 Dollar geschätzt. Ein Leitartikel der Tagespresse stellte dazu etwa fest, daß einmal der Punkt komme, an dem in solchen Fällen die Frage nach der finanziellen Seite gestellt werden muß, wenn nämlich nur beschränkte Mittel zur Verfügung stehen. Weiters stellt sich die Frage, ob solche Summen nicht besser für andere Patienten benötigt werden sollten, die größere Aussichten haben, wieder ihre volle Gesundheit zu erhalten, um ihren Familien und der Allgemeinheit wieder Aktivdienste leisten zu können. Diese Überlegung entspricht beinahe schon einer Selektion, einer Vorgangsweise, die jenseits ärztlichen Denkens zu stehen hat: „Der Patient muß auch weiterhin die Gewißheit haben, daß die Ärzte alles tun, was ihm, dem Patienten nützt — und nicht, was für die Gesellschaft oder das Bruttosozialprodukt gut ist" (Lawin 1984). Auf der anderen Seite ist es Pflicht der Ärzte auch gegenüber der Allgemeinheit, bei Patienten nach komatösen Zuständen mit klinischen Zeichen des eingetretenen Hirntodes die Diagnostik darauf zu richten, ob die reanimatorischen Bemühungen nun doch zu beenden seien. Erst zu diesem Zeitpunkt darf sich die Frage nach der Freimachung von teuren Intensivpflegeplätzen stellen. Falls die Hirntoddiagnostik mit aller ärztlicher Kunst erfolgt ist, beginnt nun ebenfalls die Pflicht, weitere sinnlose Bemühungen abzubrechen, um nicht dem Vorwurf ausgesetzt zu werden, eine ärztliche Pseudoethik heuchlerisch hochzuhalten.

Prognostische Überlegungen bei Intensivpatienten dürfen keine selektionistischen Gedanken beinhalten: Dieser vital bedrohten Gruppe ist nur auf Grund fachmedizinischer Kriterien die Heilbehandlung zu gewähren oder nicht, ohne dabei auf lindernde Maßnahmen zu verzichten und ohne Rücksicht darauf, ob es sich um eine Intensivbehandlung oder um einen „herkömmlichen" Pflegefall handelt. Verzicht auf Heilbehandlung wurde ärztlicherseits schon vor der Ära der Intensivmedizin aus humanitären und nie aus ökonomischen Gründen durchgeführt. So können auch prognostisch eindeutige Kriterien nicht den Zweifel einer zu frühzeitig abgebrochenen Intensivbehandlung ausräumen. In diesem Sinne stellen Jahrmärker *et al.* (1981) etwa am Ende einer prognostischen Untersuchung über eine therapeutische Entscheidung fest: „Die beteiligten Ärzte sind von ihrer Verantwortung nicht entlastet und müssen im Einzelfall den Weg ihrer Entscheidung selbst finden." Wenn die Bewertung als letale Konstellation nicht zweifelsfrei erscheint, so gilt als Methode der Wahl die volle Therapie mit anschließender Neubewertung. Somit setzt sich auch von dieser Perspektive die notwendige Einsicht durch, daß die Grenzen der Intensivmedizin, vom klinischen Standpunkt aus betrachtet, letztlich nur im Rahmen eines zum Hirntod führenden Komas zu ziehen sind, wenn nicht generell ärztlich-humanitäre Gründe gegen den Heilauftrag sprechen. Böckle (1980) sieht eine Flucht vor der Verantwortung, wenn bei einem apparativen oder auch pflegerischen Engpaß etwa gelost werden soll oder nach dem Motto „wer zuerst kommt, mahlt zuerst" gehandelt wird. Nach Hirsch (1980) soll aber einem Patienten mit infauster Prognose das Intensivbett nicht zugunsten eines aussichtsreicheren Falls entzogen werden. Wenn auch Studien im Sinne von Kosten-Nutzen-Rechnungen aufgestellt werden, so können solche Überlegungen natürlich am allerwenigsten aus dem Dilemma der modernen Gerätemedizin heraushelfen (Schroeder *et al.* 1981). Schon anläßlich des Kongresses über die Frage der Todeszeitbestimmung in Wien, 1972, ist das Problem der Güterabwägung bei Mangel an Respiratoren diskutiert worden. Im Prinzip waren sich die Diskutanten einig, daß nur die Feststellung des Hirntodes den Abbruch einer Therapie rechtfertigt (Krösl und Scherzer 1973). Bockelmann (1973) wehrt sich mit Recht dagegen, einen Respirator zu Gunsten eines Patienten mit eventuell besseren Aussichten abzuschalten bzw. das Gerät bei noch nicht vorliegenden Hirntodkriterien einem Patienten zugunsten eines anderen zu entziehen oder, generell gesprochen, Reanimationsbemühungen aus derlei Gründen zu beenden. Zwar erkennt er das moralische Dilemma, das entsteht, wenn einem hoffnungslos verlorenen Individuum das Beatmungsgerät zugunsten eines hoffnungsvollen frisch eingewiesenen Patienten weggenommen wird, ebenso könne er über einen so handelnden Arzt kein moralisches Urteil fällen, wohl aber auch keinen Freispruch, wenn er als Richter fungieren müsse. Dies wiederum unterstreicht die Forderung, in der Diagnose des möglichen Hirntodes bei komatösen Patienten unverzüglich vorzugehen, um nicht bei dem allgemein bekannten Mangel an Intensivbetten, aus Scheu vor der Hirntodproblematik oder einfach aus Trägheit, in solche Situationen kommen zu müssen. Wiemers (1973) überlegt in diesem Zusammenhang, daß schon vor dem vermuteten Zeitpunkt des Eintritts des Hirntodes ein Zeitraum verstreicht, während dessen der Patient schon bewußtlos ist und schon längst nicht mehr die Mindestüberlebenschance hat. Auch hier stellt sich zwar die Frage der weiteren Therapie, die bereits beendet werden kann, denn es sei nicht ärztliche Aufgabe, das Sterben zu verlängern. Man muß aber die Frage des Zeitpunktes der Therapiebeendigung vom Zeitpunkt des Todes völlig trennen. Auch ist der Respirator kein Allheilmittel, weil er bestenfalls nur einen Aufschub verschafft und eigentlich nur ein Teilstück im Rahmen des Gesamtbehandlungsplanes darstellt. So wie die Therapie stufenweise auf- und ebenfalls wieder abgebaut wird, wird auch die Respiratoranwendung aus medizinischen und nicht aus juristischen Gründen indiziert sein. Ebenso ist es eine falsche Entscheidung, bei bewußtlosen, komatösen Patienten, weil eine aussichtslose Situation vorliegt, keine Beatmung zu beginnen, oder eine versuchsweise eingeleitete Beatmung im weiteren Verlauf abzubrechen. In diesem Sinn ergänzt Kraus (1973), daß das Problem der Bestimmung des Todeszeitpunktes nur bei Respiratorfällen anzuwenden sei: Wenn nun ein Patient mit schwerster Schädel-Hirn-Verletzung sterbend eingeliefert und nicht mehr an den Respirator gehängt wird, so wird auch kein Todeszeitpunkt „manipuliert“.

Wenn sich heute die Kriterien des Hirntodes sowohl klinisch als auch apparativ eindeutig bestimmen lassen, und sich die medizinische Fragestellung der juristischen Urteilskompetenz entzieht, so kann der Jurist doch das praktische Handeln des Arztes einer Kritik unterwerfen und vor allem strafrechtliche Überlegungen über Fragen der Unterlassung einer ärztlichen Hilfe anstellen. Nach Roxin (1973) soll der Arzt weitere Wiederbelebungsbemühungen aufgeben, wenn die Reanimation eine Wiederaufnahme der Hirntätigkeit über viele Stunden nicht erbracht hat, da der bewußtlose

Patient höchstens noch organische Restfunktionen für eine absehbare Zeitspanne aufweist. Der Arzt darf also in solchen Fällen die Reanimationsgeräte abstellen, egal, ob nur der Zustand des Patienten als tot oder als ein zu Ende gehendes Leben qualifiziert wird. Entgegen der Auffassung von Bockelmann (1973) argumentiert Roxin (1973), daß kein Arzt verpflichtet sei, ein verlöschendes Leben nach dem unwiderruflichen Ausfall des Bewußtseins mit künstlichen Mitteln über sein natürliches Ende hinaus immer weiter zu verlängern. Unterläßt es nun der Arzt in so einem Fall, weitere Bemühungen zu setzen, so mache er sich keines Totschlages schuldig. Es könne sich nur um einen Totschlag durch Unterlassung handeln, „und das Unterlassen steht dem unter allen Umständen strafbaren Totschlag durch aktives Tun nur dann gleich, wenn der Unterlassende eine sogenannte Erfolgsabwendungspflicht hat, wenn er also Garant für die fortdauernde Erhaltung eines ihm anvertrauten Rechtsgutes ist". Der Arzt macht sich also nicht strafbar, wenn er auf die künstliche Verlängerung eines bewußtlosen und unrettbar verlorenen Lebens verzichtet. Dies betrifft auch das Abschalten des Beatmungsgerätes wegen völliger Aussichtslosigkeit weiterer Bemühungen. So handelt es sich also nicht um die Tötung eines Sterbenden durch aktives Tun, sondern um die Unterlassung einer zwecklosen Weiterbehandlung. So gesehen, bedeutet ein Handeln in diesem Sinn nicht eine aktive und somit strafbare Euthanasie. Roxin geht sogar so weit, daß er nicht einmal eine Verpflichtung darin sieht, einen noch lebenden, aber hoffnungslos verlorenen Patienten an ein Beatmungsgerät anzuschließen. Wo aber keine Pflicht besteht, mit einer künstlichen Beatmung zu beginnen, würde es richtigerweise auch keine Pflicht zur Fortsetzung von Reanimationsmaßnahmen geben, wenn diese zwar anfangs erfolgversprechend erscheinen, inzwischen aber aussichtslos geworden sind. Dies entspricht rechtlich der Unterlassung einer Weiterbehandlung, wird aber wegen Fehlens einer Handlungspflicht strafrechtlich nicht geahndet.

Somit stellt sich auf Grund dieser Überlegungen über die modernen Methoden der Hirntoddiagnostik in keinem Fall die Frage nach einem strafrechtlich zu verfolgenden Tun, wenn mit aller Sorgfalt der Hirntod festgestellt worden ist und infolgedessen nun die Bemühungen am Patienten abgebrochen werden.

In der Diskussion am Wiener Kongreß 1972 (Krösl und Scherzer 1973) stellt Bockelmann fest, daß es sogar einem Dienstvergehen gleichkäme, Reanimationsbemühungen fortzusetzen, wenn eindeutig die klinischen Zeichen des Hirntodes vorliegen, da sich der Arzt verschwenderischer Anwendung kostbarer Mittel schuldig mache. Wenn die Diagnose des Hirntodes eindeutig klar zu erfassen ist, so ist auch keine Therapie mehr notwendig. Bestehen jedoch Zweifel, so muß die ärztliche Fürsorge jedoch aufrechterhalten werden und demnach auch behandelt werden. Eine Therapie darf und kann aber nur dann angewendet werden, wenn eine echte

Möglichkeit besteht, einen Heilerfolg zu erzielen. Weiters muß nach Bockelmanns Feststellung der Arzt den Patienten nur so lange am Respirator belassen, wie die therapeutischen Gründe, die eine Anwendung dieser Maschine im betreffenden Fall notwendig machen, noch fortbestehen. Er weist allerdings darauf hin, daß ein Reanimatierungsgerät im Sinn eines Respirators den Prozeß der Hirnzerstörung, der entweder durch Unfall oder durch eine andersartige Schädigung eingetreten ist, nicht rückgängig machen kann (d. h., bei irreparablen Hirnschäden erfüllt der Respirator keine andere Funktion wie auch etwa Flüssigkeitsersatz). Einem sterbenden Patienten mit Medikamenten und Technik das Leben zu verlängern, ist andererseits auch nicht Pflicht des Arztes. Es wird kein Leben verkürzt, wenn das Sterben durch die medizinische Kunst hinausgezögert wird, hat doch das Beenden heroischer Maßnahmen hier eher den Charakter vom Ende eines Versuches, das Sterben zu verzögern.

Es erscheint klar, daß es nicht möglich ist, im Bereich der Intensivmedizin und insbesondere im Rahmen der Hirntodproblematik eine Patientenaufklärung bezüglich einer Beendigung von Reanimationsbemühungen durchzuführen bzw. eine Einwilligung desselben dafür einzuholen. Der Heilauftrag an den Arzt wird bestenfalls von den Angehörigen bestimmt (Weissauer 1984). Auch die Verbindlichkeit einer zu einem früheren Zeitpunkt vorbereiteten schriftlichen Erklärung, mit der etwa Wiederbelebungsmaßnahmen oder die Aufnahme auf einer Intensiveinheit abgelehnt werden, hält Opderbecke (1980) für umstritten. In dieser besonderen Situation im Grenzbereich zwischen Leben und Tod bleibe es somit in den meisten Fällen die einzige Möglichkeit, daß der Arzt als „Geschäftsführer ohne Auftrag" nach sorgfältiger Prüfung aller Umstände eine Entscheidung nach dem mutmaßlichen Willen des Patienten trifft.

1974 veröffentlichte die American Medical Association nach einem ablehnenden Urteil über einen Gnadentod folgende Feststellung: „Die Beendigung einer außerordentlichen Anstrengung zur Verlängerung des Lebens eines Menschen, wenn bereits unwiderruflich Hinweise für den immanenten biologischen Tod vorliegen, obliegt dem Patienten selbst oder den Angehörigen. Der Rat und die Entscheidung des Arztes soll wertfrei für den Patienten und/oder seinen Angehörigen zur Seite stehen." Schara (1975) spricht sich in diesem Zusammenhang nicht für ein Abbrechen der intensivmedizinischen Versorgung aus, sondern bei der Begrenzung der Behandlungspflicht für einen stufenweisen Abbau der maximalen Möglichkeiten der Therapie im Sinn des moralischen Auftrages ärztlichen Handelns: Leiden zu lindern und ein Sterben in Frieden und Erfüllung zu ermöglichen, wenn die Wiederherstellung der Gesundheit und die Erhaltung des Lebens nicht mehr möglich sind.

Die Schweizer Akademie der Medizinischen Wissenschaften stellt in den 1977 veröffentlichten „Richtlinien für Sterbehilfe" fest: „Beim Sterbenden, auf den Tod Kranken oder lebensgefährlich Verletzten, bei dem das Grundleiden mit infauster Prognose einen irreversiblen Verlauf genommen hat und der kein bewußtes und umweltbezogenes Leben mit eigener Persönlichkeitsgestaltung wird führen können, lindert der Arzt die Beschwerden. Er ist aber nicht verpflichtet, alle der Lebensverlängerung dienenden therapeutischen Möglichkeiten einzusetzen." (Siehe Anhang.)

Die Pflicht zur Behandlung, auch rechtlich, erlischt mit dem Tod des Patienten. Da nach geltendem medizinischen Wissen derzeit der Hirntod dem Tod der individuellen Gesamtpersönlichkeit gleichzusetzen ist, so ist auch eine intensivmedizinische Behandlung zum Zeitpunkt eines gesicherten Hirntodes abzubrechen. Mit anderen Worten: Es ist nicht angebracht, einen dezerebrierten und ohne Spontanatmung im Koma liegenden Patienten mit klinisch gesicherter Unheilbarkeit weiter zu reanimieren. Auch diese Entscheidung muß von einem Arzt zu erwarten sein.

10. Rechtsmedizinische Aspekte

Die Aussage, der Hirntod sei eine so ernste Angelegenheit, daß man sie nicht den Ärzten allein überlassen sollte, wurde schon in der Einleitung festgehalten und kritisiert.

Der medizinische Begriff des Todes und der juristische Todesbegriff haben verschiedene Zielvorstellungen, die Definition des Todes selbst muß aber ident sein, auch wenn hier biologische Begriffe und dort rechtliche Sachfragen jeweils im Vordergrund der Interpretation stehen. Ist aber der Tod einmal eingetreten, sei es über den Hirntod oder als Kreislauftod, so sind medizinische Aspekte zugunsten leichenrechtlicher Probleme in den Hintergrund gerückt. Diese Tatsache erscheint von einiger Wichtigkeit, vor allem im Hinblick auf die Organtransplantationen.

1985 stellte Walker eine Liste über die medizinische und rechtliche Fixierung der Hirntodkriterien in 39 Ländern der Erde zusammen. Ein medizinisches Konzept war dabei in 35 Ländern anerkannt, die 4 Länder, die keine medizinisch akzeptierten oder fixierten Konzepte vorzuweisen hatten, waren „Africa“, Ägypten, Dänemark und Indien. Eine juristische Festlegung fand sich in 13 Staaten, wobei auch Österreich mit eingeschlossen wurde. Hier hat die Rechtsmedizin und die Jurisprudenz die Kriterien des Hirntodes als praktikabel anerkannt, eine rechtliche normative Fixierung jedoch nicht vorliegt, ähnlich wie in der Bundesrepublik Deutschland und in der Schweiz.

Die Entwicklung der Medizin und die dadurch geschaffenen Realitäten der Intensivmedizin und Transplantationschirurgie zwingen die rechtliche Bewertung geradezu, sich der neuen Lage anzupassen (Roxin 1973). Nach Holczabek (1973) habe sich der Gesetzgeber für diese Frage nicht zu engagieren, die Verantwortung und die Verantwortlichkeit des Arztes soll und will ja auch die Bürde des stetigen Fortschritts der Medizin allein tragen. Ebenso greift Capron (1978) die Ansicht der American Medical Association auf, daß eine legistische Festlegung der Todeskriterien aus mehreren Gründen nicht wünschenswert ist: Zum einen bewirkt eine legistische Definition ein Eindringen des Gesetzes in den Bereich der Medizin, der Ärzten vorbehalten bleiben soll, und zum anderen könnte daraus die Mißinterpretation gezogen werden, daß das Gesetz deshalb eingreifen soll, da ohne gesetzliche Definition die medizinische Konvention gesetzlos sei. Weiters argumentiert die American Medical Association, daß so eine Festlegung wissenschaftliche Entwicklungen eher behindert und im weiteren Verlauf Unsicherheit entstehen lassen würde. Steinbach (1973) findet keine Notwendigkeit darin, den Gesetzgeber bezüglich einer Bestimmung und Aufstellung von Kriterien über die Todeszeitpunktfeststellung aufzufordern, obwohl die rechtlichen Auswirkungen mitunter bedeutend sein können. Nur die Medizin kann die Kriterien des Zeitpunktes des Todes festlegen, die Aufstellung etwa starrer Normen durch den Gesetzgeber könne die so notwendige Anpassung an den Wandel wissenschaftlicher Auffassungen ausschließen. Auch aus der gesetzlich angeordneten Totenbeschau ergibt sich seiner Ansicht nach die Möglichkeit für eine nachträgliche Feststellung dieser Art, da hier gänzlich andere Fragen geklärt werden müssen, etwa ob der Tod wirklich eingetreten ist, ob er die Folge einer ansteckenden Krankheit oder ob er durch eine strafbare Handlung verursacht worden ist. Da in der Rechtsordnung der Tod eines Menschen in vielen Fällen ein Tatbestandsmerkmal darstellt, ergibt sich die Notwendigkeit, den Eintritt des Todes auf einen bestimmten Zeitpunkt festzulegen. Steinbach weist in diesem Zusammenhang darauf hin, daß nur ein lebender Mensch Träger von Rechten und Pflichten sein kann, die oftmals vom Zeitpunkt des Todes entscheidend beeinflußt werden. Nachdem mit dem Tod einer Person der Wegfall der an sie gebundenen Rechte verbunden ist, so erlischt zum Beispiel auch der Anspruch auf eine Pension oder Rente; ferner kommt es zu einer sozialversicherungsrechtlichen Änderung der Leistungen wie auch zu Konsequenzen aus Privatversicherungen. Auch die vielfältigen Vorschriften des privaten und des öffentlichen Rechts, die entweder an den Eintritt des Todes oder umgekehrt an das Erleben oder das Überleben eines bestimmten Datums mit wichtigen Rechtsfolgen geknüpft sind, bedürfen einer Beachtung (Bockelmann 1973). Schon aus diesem Grund ist es wichtig, daß Medizin und Jurisprudenz zu einer gemeinsamen Ansicht gelangen müssen, obwohl die rechtliche Begriffsbildung selbständig und nicht an die medizinischen Anschauungen der Grenzen zwischen Leben und Tod gebunden ist. Es wäre daher rechtlich wohl möglich, daß die Jurisprudenz einen anderen Todesbegriff für maßgeblich erklären könnte als die Medizin, dies sei aber nicht wünschenswert. So muß der Gesetzgeber, bevor er seinerseits eine Entscheidung darüber trifft, was eigentlich der Tod des Menschen sei, sorgfältig auf die Antwort der Medizin bezüglich dieser Frage hören!

Der neue Begriff des Todes auf der Basis der Gegebenheiten der modernen Reanimation und Intensivmedizin ist im Grunde jedoch von Juristen akzeptiert worden, da medizinisch-biologische Argumente in der Beurteilung des Ablebens Juristen weniger vom Naturwissenschaftlichen her beeindrucken, als vielmehr von den daraus resultierenden Fragen im sozialen Gefüge des Rechtsstaates. Grassberger (1973) meint, der Mediziner muß zur Kenntnis nehmen, daß der Jurist bei der Trennung zwischen

Gewinnung neuer, den Tod charakterisierende Erkenntnisse und der rechtlichen Beurteilung der das Ableben des Menschen begleitenden biologischen Phänomene, nur von den Grundsätzen ausgehen kann, die ganz allgemein das Recht als eine soziale Ordnung beherrschen, und deren Aufgabe es ist, jedem das Seine zuzuteilen.

Es besteht daher kein Zwiespalt in den grundsätzlichen Voraussetzungen des medizinischen Konzepts des Hirntodes oder, wie Capron (1978) es ausdrückt: gute Medizin bedeutet auch gute Jurisprudenz. Das heißt, daß Maßnahmen und Konzepte von Ärzten, die von der medizinischen Öffentlichkeit angenommen und akzeptiert werden, auch von den Juristen akzeptiert werden. So kann der Jurist nur jenen Todesbegriff akzeptieren, der von naturwissenschaftlicher Seite klar und unmißverständlich als Lebensende eines Individuums festgehalten wird.

Spann (1973) vertritt die Auffassung, daß es, ähnlich für den Beginn des Lebens, auch für das Ende eine naturwissenschaftlich definierbare Grenze nicht gibt und auch nicht geben kann. Der Zeitpunkt zwischen den beiden Grenzpunkten des Beginns der irreversiblen Bewußtlosigkeit einerseits und dem Tod der letzten Körperzelle andererseits variiert demnach innerhalb einer geraumen Zeitspanne. Setzt man diesen Zeitpunkt nun in die Nähe der irreversiblen Bewußtlosigkeit, so würde man sich der Vernichtung sogenannten lebensunwerten Lebens bedenklich nähern. Andererseits den Punkt nahe dem Tod der letzten Körperzelle zu wählen, würde die sinnlose Verschwendung ärztlicher Bemühungen für einen weitgehend autolytisch oder fäulnisveränderten Körper bedeuten. Wegen dieser Bedeutung für die Allgemeinheit kann es nach Spann nicht allein ärztliche Aufgabe sein, den Grenzpunkt festzulegen. Die Ärzte sollen sich hier auch der Juristen bedienen und sich so gegenüber der Gesellschaft, vertreten durch die Juristen und, noch schlimmer, durch die Tagespresse, nicht einem vermehrten Risiko der Kritik aussetzen.

Schon vor der Problemstellung, den Individualtod mit dem Hirntod (im Rahmen der Reanimation) gleichzusetzen, hat Spann schon den Tod als irreversiblen Ausfall des Gehirns definiert, da durch die Reanimation die wichtigen Todeszeichen Atmung und Kreislauf künstlich ersetzt werden und somit ihre Bedeutung als Entscheidungskriterien verloren haben. Auch ist bei der enorm unterschiedlichen Toleranz der einzelnen Organe gegenüber Sauerstoffmangel jener Punkt im Organismus zu suchen, der bei auftretender Hypoxie am frühesten irreversibel geschädigt wird, dessen Bedeutung im Zusammenspiel der einzelnen Organe zugleich sehr groß ist und dessen Ausfall mit dem Leben nicht mehr vereinbar ist. Wird nun beispielsweise im Rahmen der modernen Reanimation entschieden, ob im bestimmten Fall lebenserhaltende Maßnahmen eingeleitet werden sollen oder unterbleiben bzw. laufende Bemühungen abgebrochen oder fortgesetzt werden können, so handelt es sich möglicherweise um Fälle, bei denen der Individualtod bereits vor dem klinischen Tod eingetreten ist. Ist dies der Fall, so wäre gegen ein solches Vorgehen nichts einzuwenden, wird jedoch der klinische Tod herbeigeführt, ohne daß vorher bereits der Individualtod eingetreten ist, so wird dieser zwangsläufig binnen kurzem folgen, womit sich zweifellos die Frage nach einer zumindest objektiven Tötungshandlung stellen wird. Die Grenzziehung muß daher unbeeinflußt von Interessen jeglicher Art erfolgen. Letztlich dient eine Regelung diese Problematik auch dem Schutz des Arztes, und der Gerichtsmediziner kann zum Dolmetscher zwischen Staatsanwalt, Gericht und Arzt werden.

Geilen (1973) stellt die Frage, ob nicht, auf Grund der gewachsenen technischen Möglichkeiten in der Medizin, die medizinische Begriffsbildung „Tod" vor einem neuen Hintergrund stehe und als „Sprachregelung des Todes" eine gewisse Manipulationsgefahr sich eröffnet haben könnte. War bisher der Tod als Gesamttod auf einen sicheren Zeitpunkt abgestellt, so wird mit der Begriffsbildung des Hirntodes als Todesgrenze eine neue Ebene betreten, und von einer „prästabilisierten Harmonie zwischen medizinischer Sprachregelung und juristischer Begriffsbildung" wäre kaum noch etwas übriggeblieben. In diesem Zusammenhang wird der anfängliche Streit zwischen Kortikaltod und Hirntod angeführt, auch die Vermengung der Begriffe „Hirntod" und „apallisches Syndrom". Schon 1972 argumentierte Geilen, daß man den Hirntod entweder naturwissenschaftlich verifiziert, dann ist kein juristisches Problem damit verbunden und der Hirntodzeitpunkt somit für den Juristen als verbindlich zu übernehmen; andererseits, wenn man davon ausgeht, daß eine alleinige naturwissenschaftliche Verifizierung nicht möglich ist, müßten für die dahinterstehenden Sachfragen, wie etwa die der Organtransplantation oder wann etwa der früheste Zeitpunkt für eine Organentnahme anzusetzen ist, neue Todeskonventionen gesucht werden. Geilen verwirft in der Auseinandersetzung um den neuen Todesbegriff auch wortreiche metaphysische Spekulationen, vor allem Ausflüge in die Leib-Seele-Problematik: Der Ausgangspunkt der Hirntodthese muß methodisch allein im Biologischen begründet sein, die Hirntodthese muß empirisch abgesichert und somit allein naturwissenschaftlich ausgetragen werden. In diesem Fall hat der Jurist nicht zum Endergebnis Stellung zu nehmen, sondern er kann nur die Tatsache verzeichnen, daß die Medizin die Möglichkeit einer naturwissenschaftlichen Beweisführung eventuell auch skeptisch beurteilt und die Hirntodthese als eine Art Weiterentwicklung der alten Todeskonvention behandelt. Eine Kortikaltodthese ist letztlich zu verwerfen, da es sich um kein medizinisches, sondern um ein auf die gesamte Gesellschaft zulaufendes Wertungsproblem handelt: Die Todesgrenze ist innerhalb einer gewissen Schwankungsbreite festgelegt und kommt eher einer Sprachregelung als einer naturwissenschaftlich begründeten medizinischen Aussage gleich. Es sei davor gewarnt, ein medizinisch-pragmatisches Rankenwerk einer Todeskonvention mit dem dahinterstehenden Naturereignis Tod zu verwechseln. Daraus ergebe sich die interdisziplinäre Notwendigkeit, den Aussagegehalt der jeweiligen Definition juristisch zu überprüfen. Holczabek (1973) sieht nun, wie erwähnt, die Gerichtsmedizin oder Rechtsmedizin in einer Dolmetscherfunktion zwischen Mediziner und Juristen. Auf Grund der aus dem Hoffmann-Haberdaschen Lehrbuch entnommenen Definition des Todes „Ein Individuum ist von dem Moment an tot, in welchem Respiration und Herztätigkeit dauernd stillstehen und die nervösen Zentralorgane, welche die Arbeit aller Organe regulieren und zum Ganzen vereinigen, ihre Tätigkeit eingestellt haben", zieht Holczabek den Schluß, daß es grundsätzlich gar nicht notwendig sei, neue Definitionen des Todes zu schaffen, und er teilt daher auch nicht die weitverbreitete Ansicht, daß die alte Definition ihre Gültigkeit verloren hätte. Für Holczabek kommt hier allerdings nur der Gesamthirntod, nicht der kortikale Tod in Frage. Auch für Roxin (1973) bedeutet der Begriff des Hirntodes als Partialtod keine revolutionäre Änderung des Todesbegriffes. Ferner ist er der Meinung, daß ein hirntoter Patient als Leiche anzusehen ist, da biologisch gesehen der Tod kein Fixpunkt ist, sondern ein über längere Zeit sich hinziehender Auflösungsprozeß. Auch in vergangenen Zeiten habe niemand einen Menschen mit irreversiblem Kreislaufstillstand nur deshalb noch als lebendiges Wesen angesehen, weil Haare und Nägel noch für gewisse Zeit ihren Wachstumsprozeß fortsetzen. Somit ist der Begriffswechsel vom Herztod auf den Hirntod eine sachliche Anpassung an den Fortschritt der medizinischen Erkenntnis. Aber nicht nur die ein geistiges Leben ermöglichenden Zellverbände des Gehirns, sondern auch die das vegetative Sein steuernden Zentren müssen nach Grassberger (1973) irreversibel geschädigt sein, um den Hirntod als Ableben des Menschen zu kennzeichnen. Im Rahmen des auf das Gehirn abgestellten Organtodes könne sich der Zeitpunkt nur an einem Totaltod, niemals an einem Partialtod orientieren. Bockelmann (1973) verlangt, daß nur dann vom Organtod des Gehirns gesprochen werden kann, wenn außer dem irreversiblen Funktionsverlust jener Teile, die als Träger des Bewußtseins gelten, auch ein Organtod der vegetativen Zentren vorliegt; da bei deren Ausfall nur noch apparative und medikamentöse Maßnahmen die Aufrechterhaltung von Kreislauf und Atmung garantieren, kann erst dann der Begriff des Hirntodes und somit der Individualtod geltend gemacht werden. In diesem Sinn verweist Bockelmann auch auf das Problem der anenzephalen Kinder bzw. auf das der Apalliker.

Daß die Medizin im Gehirntod (i. e. Hirntod) das entscheidende Kriterium für das Ableben des Menschen sieht und somit einen Organtod als Zeitpunkt für das Lebensende des Gesamtorganismus bestimmt hat, ergeben sich von juristischer Seite nach Grassberger (1973) keine grundsätzlichen Bedenken. Das Recht hätte nie den exakten Zeitpunkt des Todes definiert und eigentlich schon immer einen Partialtod akzeptiert. Auch sei klar, daß mit dem Absterben des Gehirns nicht nur die das Leben aufrechterhaltenden vegetativen Prozesse erlöschen, sondern alle geistigen Potenzen des Menschen. Roxin (1973) ist der Ansicht, daß es im strafrechtlichen Schrifttum heute als fast absolut herrschende Auffassung gilt, den Hirntod und nicht den Herztod als Ende der menschlichen Existenz zu bezeichnen. Beim Abstellen des Zeitpunktes auf den Herztod würde jede Organspende eines noch „lebenden" Herzens, jede Transplantation eine Tötung des „Spenders" bedeuten und damit rechtlich unzulässig sein.

Der Tod ist auch deshalb mit dem Erlöschen der Hirnfunktion anzusetzen, da die menschliche Individualität ersichtlich an die Struktur des Gehirns gebunden ist. Ein Mensch mit einem fremden Herz oder einer fremden Niere ist immer noch er selbst. Ein Mensch mit einem fremden Gehirn dagegen wäre ein anderer, als er vorher war (Roxin 1973).

11. Organtransplantation

Wenn die Diskussion und Definition des Hirntodes sehr wesentlich auch von dem Aspekt der Organtransplantation her beeinflußt worden ist, so sind die Hirntodkriterien auch im Vorfeld dieser Überlegung mit denselben klinischen Parametern zu belegen, wie in den Fragen zur Beendigung der Reanimationsbemühungen. Eine Umfrage unter Neurologen und Neurochirurgen in den Vereinigten Staaten ergab auch den Hinweis, daß weniger die Absicht der Organtransplantation, als die aussichtslose und entwürdigende Intensivtherapie bei hirntoten Patienten das Motiv der Abklärung war (Black und Zervas 1984). Sicherlich wird durch Vertretung der Interessen des sterbenden Patienten durch die um die Reanimation bemühten Ärzte und somit durch die strenge Anwendung der Hirntodkriterien die Chance für ein ausreichend erhaltenes und konserviertes Organ vielleicht gemindert; eine Schwebezeit von 6 Stunden vom Zeitpunkt der erstmöglichen klinischen Diagnose des Hirntodes und der Organentnahme unter EEG-Kontrolle scheint aber ausreichend Sicherheit für ein gesundes Organ zu geben. Somit ist der Arzt im Rahmen der Transplantationschirurgie einer zweifachen Verantwortung ausgesetzt: Zum einen muß er sicherstellen, daß der Organspender medizinisch und rechtlich als tot zu gelten hat, zum anderen muß er sicher sein, daß der Empfänger ein gesundes Organ erhält. Nach Saunders (1975) liegt genau hier die Ursache vieler Untersuchungen, Seminare und Diskussionen über den Hirntod, alles Versuche, die Probleme der zweifachen Verantwortung zu rechtfertigen, ohne dabei in die Gefahr zu geraten, für die Notwendigkeit einer Hirntoddefinition nur den Zweck der Transplantation zu sehen. Dies würde bedeuten, den Hirntod bzw. Tod überhaupt aus der gesamten medizinischen, rechtlichen, ökonomischen und soziologischen Vernetzung herauszunehmen: Daher muß eine Definition des Todes für Transplantationszwecke dieselbe sein, wie diejenige in der üblichen Praxis.

Pribilla (1968) fordert daher schon 1968, in Anlehnung an die internationale Diskussion aus Gründen der Vertrauenssicherheit zwischen Patienten und Ärzten, daß ein eigenes Ärztegremium den Zeitpunkt bestimmt, wann die Wiederbelebung ausgesetzt werden darf. Dieses Gremium muß natürlich völlig unabhängig von dem Team agieren, welches die Transplantation vornimmt.

Wenn der Hirntod bei Patienten festgestellt wird, die für eine Organentnahme in Frage kommen bzw. vorgesehen sind, so kommt hier der Genese der irreversiblen Hirnschädigung eine wesentliche Bedeutung zu: Bei den akuten, malignen Hirndrucksteigerungen im Rahmen schwerer Schädel-Hirn-Verletzungen, Aneurysma- und Angiomblutungen oder bei akuter Dekompensation eines Hirntumors, können die rasch ablaufenden Phasen der Dezerebration genau verfolgt werden, und die meist vergeblichen Reanimationsbemühungen werden in wenigen Stunden infolge Zusammenbruch des Kreislaufs abgebrochen werden müssen. Gänzlich anders liegen nun die Verhältnisse bei den hypoxisch-ischämischen Schädigungen des Gehirns im Rahmen metabolischer, hypoxischer und histotoxischer Hypoxydosen, also Stoffwechselentgleisungen, Herz-Kreislauf-Versagen und Vergiftungen: Hier kann die Entwicklung bis zum Vollstadium des Hirntodes sehr prolongiert verlaufen und eine Erholung liegt auch nach längerer Latenz noch im Bereich des Möglichen. Diese Patientengruppe soll daher bei den folgenden diagnostischen Überlegungen nicht berücksichtigt werden, wenn auch die letztliche Ursache des Hirntodes immer ein Hirnödem ist, unabhängig davon, ob ätiologisch Intoxikation, Trauma oder Anoxie vorliegen.

Ob Patienten als Organspender überhaupt in Frage kommen, entscheidet schon die Anamnese bzw. die Genese der Dezerebration. Intoxikationen und Barbituratvergiftungen scheiden schon auf Grund der schwierigen Prognosestellung aus. Auch potentielle Organspender nach Verkehrsunfällen oder anderen Unfällen sind auf Intoxikation zu überprüfen, da hier in suizidaler Absicht genommene Barbiturate o. ä. den Unfall zur Folge gehabt haben könnten (Kubicki 1971). Auch das Vorliegen einer Hypothermie, vor allem in Hinblick auf die Beurteilung des EEGs, ist zu berücksichtigen.

Arfel (1976) warnt davor, bei agonalen Prozessen eine gezielte Hirntoddiagnostik in Hinblick auf eine Organentnahme durchzuführen, da das Gehirn im Rahmen der Dekompensation *sekundär* miterfaßt wird und noch vor endgültigem Erlöschen der Kreislauffunktion das Bild des Hirntodes vorliegen kann. Die Unversehrtheit von Einzelorganen extrazerebral wie auch extrakardial sei in diesem Fall zu bezweifeln.

Solang der Tod nicht medizinisch feststeht, also die klassischen Funktionen der Herz- und Atemtätigkeit noch nicht artifiziell sind, ist jeder Eingriff, der auf Organentnahme beim Menschen zielt, nichts anderes als Körperverletzung oder gar vorsätzliche Tötung (Kohlhaas 1968). Hier versagen auch alle Abwägungen zwischen todgeweihtem und hoffnungsvollem Leben. Dieser sicher unbefriedigende Aspekt gilt nach Kohlhaas als logische Folge des Mißbrauchs, der sichtbar mit solchen Abwägungen zwischen lebenswertem und lebensunwertem Leben getrieben worden ist. Auch sollen diese Fragen offen und klar entschieden werden, um Ängste auszuräumen, denn es könnte eines Tages der Kranke bestimmte Kliniken meiden, weil man ihm sagt, dort werde er künstlich zu Tode gebracht (Kohlhaas 1967).

Da sich die gewissenhafte Anwendung der Hirntodkriterien nicht an die Frage einer Organspende bindet, sind auch jene Bedenken überflüssig, daß auf Grund rechtlicher Konsequenzen beim sterbenden Patienten nun konsequentere Kriterien zur Diagnose des Hirntodes angewendet werden und dadurch die Möglichkeit, besser erhaltene Organe für die Transplantation zu gewinnen, vermindert wird. Wichtiger ist hier, daß die an der Hirntoddiagnostik beteiligten Ärzte klar und unmißverständlich die Sequenz der Diagnoseschritte verfolgen; wenn das Vorliegen des Hirntodes nicht eindeutig nachgewiesen werden kann, ist eben auf die Organentnahme zu verzichten. Wenn es selbstverständlich nicht angeht, weitere Reanimationsbemühungen (bis auf den Respirator) nur deshalb frühzeitig einzustellen, um möglichst ungeschädigte Organe für die Entnahme zu gewinnen, so kann auf der anderen Seite keine Organtransplantation erfolgreich durchgeführt werden, wenn die Spenderorgane durch eine umständliche, zeitraubende und nicht zielführende Hirntoddiagnostik unnötig geschädigt werden, da der Zeitpunkt des Hirntodes eventuell schon für mehreren Stunden verpaßt worden ist (van Till 1976). Wenn also eine rasche und absolut sichere Diagnose mit Objektivität der Befunde verlangt wird, und wenn auch bei der Organspende der Nachweis des Hirntodes mit derselben Sicherheit und allen zur Verfügung stehenden Methoden, die zweckmäßig durchgeführt werden sollen, erfolgen muß, so spielt doch der Zeitaufwand dieser Diagnostik hier eine große Rolle. Bedenken existieren vor allem gegenüber der zerebralen Angiographie; einerseits auf Grund der jodhältigen Kontrastmittel selbst, sowohl durch die biochemischen Wirkungen als auch durch die Kreislaufbelastung, andererseits kann durch den Zeitaufwand dieser Untersuchung die Lage sowohl für den Gesamtorganismus als auch für das Spenderorgan selbst kritisch werden (wie dies im Kapitel „Angiographie" angeführt ist). Aus diesen Gründen wird hier zum Nachweis des zerebralen Zirkulationsstillstandes die Radioisotopen-Angiographie mittels mobiler Gamma-Kamera vorgezogen, eine Einrichtung, die man an Transplantationszentren trotz der hohen Kosten erwarten könnte.

Bestrebungen, Hirntote nur deshalb am Leben zu erhalten, um noch einen möglichen Nutzen für die übrige Menschheit zu erlangen, stehen außer Diskussion. Gewisse Überlegungen reichen trotzdem dahingehend, daß im Sinne von Organbanken die bloße Aufrechterhaltung partieller biologischer Funktionen oder eine Vitalkonservierung einzelner Organe in einer unbestatteten Leiche erwogen wird.

Moorehead *et al.* (1981) beklagen die Diskrepanz zwischen der Vorbereitung der Organempfänger, der Einrichtung von Laboratorien für die Gewebstypisierung, Dialyseeinheiten und Forschungseinrichtung für Transplantationsimmunologie und andererseits dem relativ geringen Aufwand für die Gewinnung von Spenderorganen. Bezüglich der Nierenspende würde sich bei entsprechend erfolgreicher Transplantationen auch eine enorme Entlastung der Dialyseabteilungen ergeben. Eine Untersuchung von Bessert *et al.* (1970) über die zahlenmäßige Relation zwischen Reanimationspatienten, hirntoten Patienten und potentiellen Organspendern an einem Reanimationszentrum ergab eine Zahl von 23 potentiellen Organspendern (entspricht 2%) von insgesamt 1195 erfaßten Todesfällen. Nicht berücksichtigt wurden dabei Spättodesfälle nach erfolgreicher Wiederbelebung, immunologische Unverträglichkeit und der Umstand, daß ein geeigneter Empfänger im Augenblick fehlen könne.

Nach Angstwurm und Frick (1980) ist im Rahmen der Transplantationschirurgie auch die Unterscheidung zwischen Diagnose und Dokumentation einer irreversibel erloschenen Hirnfunktion wichtig. Hier kann die apparative Ergänzung mit EEG und Angiographie die bereits eindeutige Sicherheit der klinischen Feststellung zwar nicht weiter erhöhen, sehr wohl aber dokumentieren. Zusätzlich gewinnen die Krankenblattunterlagen mit dem neurologischen Befund eine gleiche Bedeutung wie EEG und Angiogramm, da die Dokumentation der irreversibel fehlenden Hirnfunktion noch nach langer Zeit eine zweifelsfreie Überprüfung der Diagnose ermöglichen muß.

In der Transplantationschirurgie ist nur ein Todesbegriff anzuerkennen, und das ist der eindeutige Hirntod: Solange dieser nicht mit absoluter Sicherheit bewiesen werden kann, ist der Arzt zur Hilfeleistung, d. h. zur Aufrechterhaltung von Atmung, Herztätigkeit und Kreislauf verpflichtet. Nach Bockelmann (1968) wird dies so prägnant ausgedrückt: „Der Mensch lebt, solange er stirbt." Nach Bushart und Rittmeyer (1969) kann ein definitives Null-Linien-Bild im EEG von einem vorübergehenden Zustandsbild dieser Art nicht unterschieden werden, und sie postulieren auch, daß man ein sterbendes Hirn nicht mit einem toten Hirn gleichsetzen kann, genausowenig, wie ein Sterbender ein Toter sei. Es erhebt sich daraus die Frage, ob man vom Weiterbestehen einzelner neuronaler Funktionen die endgültige Feststellung des Todeszeitpunktes abhängig machen soll. Somit ergeben sich folgende zwingende Kautelen auch bezüglich der Organspende:

1. Volle Ausschöpfung aller lebenserhaltenden Maßnahmen und Wahrnehmung sämtlicher erreichbarer Überlebenschancen eines sterbenden Menschen, der möglicherweise als Spender in Frage kommt.

2. Ein solcher Mensch muß, und das gilt vor allem für die Entnahme unpaariger Organe, nach heutiger Kenntnis und nach in jeder Hinsicht gesicherter Feststellung, tot sein; mit anderen Worten, es muß ausgeschlossen sein, daß eine leiblichseelische wie geistigmenschliche Persönlichkeit auch nur partiell weiterbesteht. Der Begriff der Kadaver- oder Leichenniere im Bereich der Nierentransplantation erscheint unglückich gewählt, die Organentnahme erfolgt ja hier von einem Organspender, dem unmittelbar vor dem Erlöschen des Kreislaufes ein vital konserviertes Organ entnommen wird. Das heißt, daß es sich bei dem Spender „um einen mit Sicherheit

hirntoten Menschen handeln muß, die Vitalität des zu gewinnenden Transplantates aber entschieden dadurch bestimmt wird, daß zumindest bis zum Zeitpunkt der Entnahme noch eine gewisse Mindestdurchblutung bestanden hat" (Gütgemann 1974).

Die amerikanische Anwaltskammer hat 1975 die Definition des Hirntodes als irreversiblen Funktionsverlustes der gesamten Hirnfunktion angenommen: „Im Hinblick auf alle rechtlichen Aspekte ist ein menschlicher Körper mit irreversiblem Funktionsverlust des Gesamthirns entsprechend dem geltenden und angewandten Standard der medizinischen Praxis als tot zu betrachten" (Horan 1978). In den Präambeln dazu wird gefordert, daß künstliche Lebenserhaltung, wie Atmung und Kreislauf, nach dem Tod eines Menschen zu beenden ist, und weiters entspricht es dem gegenwärtigen Stand des medizinischen Wissens, daß irreversibler Funktionsverlust des Gehirns mit dem Tod des Individuums gleichzusetzen ist, ferner ist es bei dem gegenwärtigen Stand der Technik der Organtransplantation von vitalem Interesse, daß sich das Spenderorgan in bestem physiologischem Zustand befindet. Die Organentnahme kann nach Kohlhaas (1970) nicht der Sektion gleichgesetzt werden. Die Sektion unterscheidet sich schon von der Organentnahme grundsätzlich dadurch, daß die Teile wieder in den Körper zurückgelegt und der Bestattung zugeführt werden. Die Fragen der Organentnahme berühren aber leichenrechtliche Aspekte, die bereits jenseits der Hirntodproblematik liegen. Über die Organspende selbst und Organtransplantation findet sich eine Einführung und Übersicht bei Dietrich (1985).

Cranford und Smith (1979) bestätigen, daß selbstverständlich alle Fälle des Hirntodes eine Tragödie darstellen, jedoch eine positive Möglichkeit bei Kindern und Jugendlichen in Hinblick auf die Organtransplantation enthalten ist. Die Öffentlichkeit erkennt immer mehr den Wert und Erfolg der Organspende und der lebenserhaltenden Möglichkeiten an. Auch in den Vereinigten Staaten wird eher die Möglichkeit hingenommen, einen hirntoten Angehörigen als Organspender freizugeben, als diesen zu einem „Pflegefall" am Respirator werden zu lassen, der nicht nur eine psychische Last für die Angehörigen darstellt, sondern auch gerade in den USA für die Familien große finanzielle Probleme aufwirft. In Europa bezahlt zwar die Allgemeinheit, ein ökologischer Engpaß jedoch ist trotzdem nicht auszuschließen. Diese Probleme haben nicht aus Eigennutz, sondern infolge anhaltender Diskussion und zunehmender Information der Öffentlichkeit den Begriff des Hirntodes vor allem im Zusammenhang mit der Organspende akzeptabel erscheinen lassen. Daß Massenmedien aber auch hier großen Schaden anrichten können, zeigt die lang anhaltende Diskussion im British Medical Journal und im Lancet auf Grund einer Fernsehsendung („Panorama") des BBC am 13. Oktober 1980.

Zur Frage, ob die Transplantationspraxis vom Ausbleiben eines Gesetzes beeinträchtigt wurde, weist Eigler (1980) darauf hin, daß die Aufklärungsarbeit in der Öffentlichkeit bereits positive Wirkung entfaltet hat. Ferner weist er auch auf die Entwicklung in Großbritannien auf diesem Gebiet hin, wo nach langen Diskussionen ein Gesetzesvorhaben aufgegeben wurde, zugunsten ärztlicher Richtlinien über Todeszeitbestimmung und Organentnahme. Wenn die Praxis der Organtransplantation somit keiner gesetzlichen Fixierung bedarf, muß aber dennoch Klarheit über die Verfahrensregeln herrschen, weil die Organspende weiterhin vor allem ein ärztlich-medizinisches und nicht ein juristisches Problem bleiben soll. In der Öffentlichkeit wird generell der Begriff des Hirntodes mit der Organspende assoziiert: nach Moores *et al.* (1976) ergibt zwar eine Umfrage in England, daß die Mehrzahl der Befragten Verständnis für die Organtransplantation zeigt (80%), aber viele von diesen wiederum keinen Organspenderausweis bei sich tragen, da sie Angst haben, das Organ könnte entnommen werden, ehe tatsächlich der Tod eingetreten ist.

12. Anhang

Die wichtigsten Stellungnahmen zum Hirntod

Todeszeichen und Todeszeitbestimmung

Eine von der Deutschen Gesellschaft für Chirurgie beauftragte Kommission für Reanimation und Organtransplantation der Deutschen Gesellschaft für Chirurgie
Chirurg 39 (1968), 196—197

Grundsätzlich können aus medizinischer Sicht als Zeichen des Todes wie bisher die fehlende Atmung und Herztätigkeit sowie die sekundären Erscheinungen der Abkühlung, Muskelstarre und Totenflecken gelten.

In Sonderfällen kann sich unter den Methoden einer modernen Reanimation (Herzmassage, künstliche Beatmung) der Prozeß des Sterbens jedoch so verändern, daß es nicht mehr ohne weiteres möglich ist, die Todeserklärung allein auf Grund eines Atem- und Kreislaufstillstandes auszusprechen. Es ist vielmehr notwendig, diese Kriterien dann in eine Analyse des gesamten Krankheits- oder Unfallverlaufes einzubeziehen. Dabei ist vor allem der *Zustand des Gehirns* und dessen Abhängigkeit vom Kreislauf zu berücksichtigen.

Da ein zeitlich begrenzter, desintegrierter Fortbestand peripherer Organfunktionen vorkommt, ist in Zweifelsfällen der Todeszeitpunkt vom *Organtod des Gehirns* abhängig zu machen. Hierunter ist die grobanatomische oder feinstrukturelle Zerstörung des Gehirns in seiner Gesamtheit zu verstehen, die zur Auflösung der biologischen Funktionseinheit führt und nach einem kürzeren oder längeren Zeitintervall den definitiven Verfall peripherer Organfunktionen nach sich zieht.

In der Praxis ergeben sich im wesentlichen drei verschiedene Situationen:

I. Der Gehirntod ist anzunehmen, wenn

1. die bisher gültigen Todeskriterien vorhanden sind oder

2. nach einer therapeutisch nicht mehr beeinflußbaren Kreislaufdepression ein Atem- und Herzstillstand eintritt;

a) am Ende einer progredienten und unheilbaren Krankheit auf Grund des definitiven, unersetzlichen Verlustes eines lebenswichtigen Organs oder

b) bei fortschreitendem Verfall der vitalen Funktionen in ihrer Gesamtheit.

Hierbei besteht zwar eine geringe zeitliche Differenz von wenigen Minuten zwischen Herzstillstand und Gehirntod. Trotzdem darf der Gehirntod bereits zum leichter faßbaren Zeitpunkt des Herzstillstandes postuliert werden, um so mehr als in Anbetracht der inkurablen Gesamtsituation Wiederbelebungsmaßnahmen nicht indiziert sind.

II. Der *Gehirntod* ist schon vor dem Aussetzen der Herzaktion bewiesen, wenn es, im Fall einer direkten Schädigung des Gehirns durch äußere Gewalteinwirkung oder intrakraniellem Druckanstieg,

1. zu folgenden gleichzeitigen Ausfallserscheinungen des Zentralnervensystems über 12 Stunden kommt:

a) Bewußtlosigkeit,

b) fehlende Spontanatmung,

c) beidseitige Mydriasis und fehlende Lichtreaktion,

d) isoelektrische Linie im Elektroenzephalogramm unter angemessenen Ableitebedingungen während einstündiger kontinuierlicher Beobachtungsdauer,

e) Fortbestand der Kriterien a—c und nochmaliger Nachweis der isoelektrischen Linie im EEG (wie bei d) nach 12 Stunden, oder wenn es aus den gleichen Ursachen

2. zu einem angiographisch nachgewiesen intrakraniellen Kreislaufstillstand kommt und diese zerebrale Zirkulationsunterbrechung wenigstens 30 Minuten bestanden hat.

III. Der *Gehirntod* ist noch nicht anzunehmen, wenn es wegen zentraler oder peripherer Ateminsuffizienz oder wegen Ursachen, die von der Atmung unabhängig sind, zu einem Herzstillstand kommt, das Zentralnervensystem bis dahin aber intakt oder erfahrungsgemäß erholungsfähig war. Handelt es sich bei dem Unglücks- oder Zwischenfall, der zum Atem- und Herzstillstand führte, um eine akute Ursache sui generis, die momentan beseitigt werden kann, so ist zunächst mit Wiederbelebungsmaßnahmen zu beginnen, sofern die Wiederbelebungszeit des Gehirns wahrscheinlich noch nicht überschritten ist. Im weiteren Verlauf ergeben sich zwei Möglichkeiten:

1. Die spontane Herzaktion setzt trotz adäquater Herzmassage nicht wieder ein. In diesem Fall gilt der Eintritt des primären Kreislaufstillstandes als Todeszeitpunkt.

2. Die Herzaktion kommt zwar wieder zustande, der Patient bleibt jedoch bewußtlos und ohne Spontanatmung. Er gilt dann als lebend und ist nach den üblichen Regeln der Intensivpflege zu behandeln, solange die übrigen Zeichen des Gehirntodes (s. II.) nicht erfüllt sind.

Die *Deutsche Gesellschaft für Chirurgie* erkennt die Notwendigkeit, diese Stellungnahme zum jetzigen Zeitpunkt zu veröffentlichen.

Dieser Stellungnahme schließt sich die *Deutsche Gesellschaft für Anaesthesie und Wiederbelebung* an.

Declaration of Sydney, 9. August 1968

World Medical Assembly
Brit Med J 3 (1968), 493–494

The determination of the time of death is in most countries the legal responsibility of the physician and should remain so. Usually he will be able without special assistance to decide that a person is dead, employing the classical criteria known to all physicians.

Two modern practices in medicine, however, have made it necessary to study the question of the time of death further: (1) the ability to maintain by artificial means the circulation of oxygenated blood through tissues of the body which may have been irreversibly injured, and (2) the use of cadaver organs such as heart or kidneys for transplantation.

A complication is that death is a gradual process at the cellular level, with tissues varying in their ability to withstand deprivation of oxygen. But clinical interest lies not in the stage of preservation of isolated cells but in the fate of a person. Here the point of death of the different cells and organs is not so important as the certainty that the process has become irreversible by whatever techniques of resuscitation that may be employed.

This determination will be based on clinical judgement supplemented if neccessary by a number of diagnostic aids, of which the electro-encephalograph is currently the most helpful. However, no single technological criterion is entirely satisfactory in the present state of medicine nor can any one thechnological procedure be substituted for the overall judgement of the physician. If transplantation of an organ is involved, the decision that death exists should be made by two or more physicians, and the physicians determining the moment of death should in no way be immediately concerned with performance of the transplantation. Determination of the point of death of the person makes it ethically permissible to cease attempts at resuscitation and, in countries where the law permits, to remove organs from the cadaver, provided that prevailing legal requirements of consent have been fulfilled.

A Definition of Irreversible Coma (Auszug)

Report of the ad hoc Committee of the Harvard Medical School to Examine
the Definition of Brain Death
JAMA 205 (1968), 337–340

Our primary purpose is to define irreversible coma as a new criterion for death. There are two reasons why there is need for a definition: (1) Improvements in resuscitative and supportive measures have led to increased efforts to save those who are desperately injured. Sometimes these efforts have only partial success so that the result is an individual whose heart continues to beat but whose brain is irreversibly damaged. The burden is great on patients who suffer permanent loss of intellect, on their families, on the hospitals, and on those in need of hospital beds already occupied by these comatose patients. (2) Obsolete criteria for the definition of death can lead to controversy in obtaining organs for transplantation.

Irreversible coma has many causes, but *we are concerned here only with those comatose individuals who have no discernible central nervous system activity*. If the characteristics can be defined in satisfactory terms, translatable into action—and we believe this is possible— then several problems will either disappear or will become more readily soluble.

More than medical problems are present. There are moral, ethical, religious, and legal issues. Adequate definition here will prepare the way for better insight into all of these matters as well as for better law than is currently applicable.

Characteristics of Irreversible Coma

An organ, brain or other, that no longer functions and has no possibility of functioning again is for all practical purposes dead. Our first problem is to determine the characteristics of a *permanently* nonfunctioning brain.

A patient in this state appears to be in deep coma. The condition can be satisfactorily diagnosed by points 1, 2, and 3 to follow. The electroencephalogram (point 4) provides confirmatory data, and when available it should be utilized. In situations where for one reason or another electroencephalographic monitoring is not available, the absence of cerebral function has to be determined by purely clinical signs, to be described, or by absence of circulation as judged by standstill of blood in the retinal vessels, or by absence of cardiac activity.

1. *Unreceptivity and Unresponsitivity.*—There is a total unawareness to externally applied stimuli and inner need and complete unresponsiveness—our definition of irreversible coma. Even the most intensely painful stimuli evoke no vocal or other response, not even a groan, withdrawal of a limb, or quickening of respiration.

2. *No Movements or Breathing.*—*Observations covering a period of at least one hour by physicians is adequate to satisfy the criteria of no spontaneous muscular movements or spontaneous respiration or response to stimuli such as pain, touch, sound, or light. After the patient is on a mechanical respirator, the total absence of spontaneous breathing may be established by turning off the respirator for three minutes and observing whether there is any effort on the part of the subject to breathe spontaneously. (The respirator may be turned off for this time provided that at the start of the trial period the patient's carbon dioxide tension is within the normal range, and provided also that the patient had been breathing room air for at least 10 minutes prior to the trial.)*

3. *No Reflexes.*—Irreversible coma with abolition of central nervous system activity is evidenced in part by the absence of elicitable reflexes. The pupil will be fixed and dilated and will not respond to a direct source of bright light. Since the establishment of a fixed, dilated pupil is clear-cut in clinical practice, there should be no uncertainty as to its presence. Ocular movement (to head turning and to irrigation of the ears with ice water) and blinking are absent. There is no evidence of postural activity (decerebrate or other). Swallowing, yawning, vocalization are in abeyance. Corneal and pharyngeal reflexes are absent.

As a rule the stretch of tendon reflexes cannot be elicited; *i.e.,* tapping, the tendons of the biceps, triceps, and pronator muscles, quadriceps and gastrocnemius muscles with the reflex hammer elicits no contraction of the respective muscles. Plantar or noxious stimulation gives no response.

4. *Flat Electroencephalogram.*—Of great confirmatory value is the flat or isoelectric EEG. We must assume that the electrodes have been properly applied, that the apparatus is functioning normally, and that the personnel in charge is competent. We consider it prudent to have one channel of the apparatus used for an electrocardiogram. This channel will monitor the ECG so that, if it appears in the electroencephalographic leads because of high resistance, it can be readily identified. It also establishes the presence of the active heart in the absence of the EEG.

We recommend that another channel be used for a noncephalic lead. This will pick up space-borne or vibration-borne artifacts and identify them. The simplest form such a monitoring noncephalic electrode has two leads over the dorsum of the hand, preferably the right hand, so the EEG will be minimal or absent. Since one of the requirements of this state is that there be no muscle activity, these two dorsal hand electrodes will not be bothered by muscle artifact. The apparatus should be run at standard gains $10\,\mu v/mm$, $507\mu/5\,mm$. Also it should be isoelectric at double this standard gain which is $5\mu v/mm$ or $25\,7\mu/5\,mm$. At least ten full minutes of recording are desirable, but twice that would be better.

It is also suggested that the gains at some point be opened to their full amplitude for a brief period (5 to 100 seconds) to see what is going on. Usually in an intensive care unit artifacts will dominate the picture, but these are readily identifiable. There shall be no electroencephalographic response to noise or to pinch.

All of the above tests shall be repeated at least 24 hours later with no change.

The validity of such data as indications of irreversible cerebral damage depends on the exclusion of two conditions: hypothermia (temperature below 90 °F [32.2 °C]) or central nervous system depressants, such as barbiturates.

Other Procedures

The patient's condition can be determined only by a physician. When the patient is hopelessly damaged as defined above, the family and all colleagues who have participated in major decisions concerning the patient, and all nurses involved, should be so informed. Death is to be declared and *then* the respirator turned off. The decision to do this and the responsibility for it are to be taken by the physician-in-charge, in consultation with one or more physicians who have been directly involved in the case. It is unsound and undesirable to force the family to make the decision.

Summary

The neurological impairment to which the terms "brain death syndrome" and "irreversible coma" have become attached indicates diffuse disease. Function is abolished at cerebral, brain stem, and often spinal levels. This should be evident in all cases from clinical examination alone. Cerebralm, cortical, and thalamic involvement are indicated by a complete absence of receptivity of all forms of sensory stimulation and a lack of response to stimuli and to inner need. The term "coma" is used to designate this state of unreceptivity and unresponsitivity. But there is always coincident paralysis of brain-stem and basal ganglionic mechanisms as manifested by an abolition of all postural reflexes, including induced decerebrate postures; a complete paralysis of respiration; widely dilated, fixed pupils; paralysis of ocular movements; swallowing; phonation; face and tongue muscles. Involvement of spinal cord, which is less constant, is reflected usually in loss of tendon reflex and all flexor withdrawal or nocifensive reflexes. Of the brain-stem-spinal mechanisms which are conserved for a time, the vasomotor reflexes are the most persistent, and they are responsible in part for the paradoxical state of retained cardiovascular function, which is to some extent independent of nervous control, in the face of widespread disorder of cerebrum, brain stem, and spinal cord.

Neurological assessment gains in reliability if the aforementioned neurological signs persist over a period of time, with the additional safeguards that there is no accompanying hypothermia or evidence of drug intoxication. If either of the latter two conditions exist, interpretation, of the neurological state should await the return of body temperature to normal level and elimination of the intoxicating agent. Under any other circumstances, repeated examinations over a period of 24 hours or longer should be required in order to obtain evidence of the irreversibility of the condition.

Empfehlungen zur Bestimmung der Todeszeit

15. Jahrgang der Deutschen EEG-Gesellschaft, Bonn, 17. Mai 1969
In: Kugler J Elektroencephalographie in Klinik und Praxis. Thieme,
Stuttgart 1981, pp 169—170

I. Klinik

Ein Ausfall der Gehirnfunktion — reversibel oder irreversibel — liegt
vor, wenn außer dem absoluten Nullinien-EEG (hirnelektrische Stille,
„electrocerebral silence", sogenanntes isoelektrisches Kurvenbild)
noch folgende klinische Kriterien erfüllt sind:

1. Völlige Bewußtlosigkeit.
2. Zerebrale Areflexie.

Es ist notwendig, den „Hirntod" vom funktionellen Ausfall des
gesamten ZNS, also auch der spinalen Anteile, zu differenzieren.

Unter zerebraler Areflexie ist das Fehlen jeglicher Hirnnervenreflexe
sowie die komplette zerebrale Reaktionslosigkeit auf alle Reize zu
verstehen.

Die völlige Atonie und generelle Areflexie ist beim Hirntod dagegen
nicht zu fordern. Spinale Reflexe und ein spinaler Tonus können erhalten
bleiben oder wieder auftreten.

3. Fehlen spontaner motorischer Aktionen mit Ausnahme von Mus-
kelfaszikulieren und Myoklonien an Stamm und Extremitäten.

4. Ausfall der Spontanatmung.

Beim Hirntod können Kreislauf- und Temperaturregulation durch
eine zervikale Steuerung erhalten bleiben oder wiederhergestellt werden. Eine noch vorhandene Regulation insbesondere des Kreislaufes
spricht deshalb nicht gegen den Hirntod.

Die zerebrale Reanimation hat Aussicht auf Erfolg, wenn die komplette Anoxie in Normothermie nicht länger als 8—10 Minuten gedauert
hat. Bestand sie länger als 15—20 Minuten, so bleiben Nullinien-EEG
und klinische Symptomatik irreversibel (= Hirntod). Diese Zeitangaben
wurden im wesentlichen im Tierexperiment ermittelt. In der Klinik sind
Dauer der Asphyxie und Ausmaß der Gewebehypoxie in der Regel
unbekannt. Aus diesem Grund ist es notwendig, zusätzliche Methoden
zur Klärung der Situation heranzuziehen (s. Punkt III.).

II. Ableitetechnik

Es werden folgende Maßnahmen empfohlen, um das Erloschensein der kortikalen Aktivität sicherzustellen:

1. Die EEG-Kontrollen müssen mehrmals wiederholt werden und frei von Artefakten sein. Die Dauer der einzelnen Ableitungen sollte 30 Minuten nicht unterschreiten.

Gruppen oder Serien von langsamen oder raschen Wellen, die im Abstand von mehreren Minuten auftreten können, entgehen bei einer zu kurzen Ableitungsdauer der Beobachtung.

2. Für die Registrierung wird eine Zeitkonstante von 0,3 Sekunden sowie ein möglichst großes Filter empfohlen, am besten von 70 c/sec. Zum Ausschluß sehr langsamer Frequenzen ist zeitweilig eine Zeitkonstante von 1,0 Sekunde zu verwenden.

3. Zwischenzeitlich muß mit hohen Verstärkungen (12—14 mm/50 µV und 20 mm/50 µV) abgeleitet werden.

4. Der Abstand zwischen den einzelnen Elektroden sollte 8 cm nicht unter- und 10 cm nicht überschreiten: Ein zu geringer Elektrodenabstand und ein zu großer Elektrodenabstand birgt die Gefahr in sich, kleine Potentialausbrüche in der Mitte von zwei Elektroden nicht registrieren zu können.

5. Die Elektrodenwiderstände dürfen bei Oberflächenelektroden 10 kΩ nicht überschreiten. Größere Elektrodenwiderstände verringern die Amplituden der registrierten Wellen.

6. Das EKG sollte auf einem Kanal fortlaufend mitregistriert werden, um kardiogene Artefakte ausschließlichen zu können.

7. Zum Ausschluß spontaner myogener Aktivität im Hirnnervenbereich wird empfohlen, ein Elektromyogramm (möglichst von perioral) auf einem Kanal mitzuschreiben.

8. Zu Beginn der Ableitung sollte durch willentlich ausgelöste Artefakte (Berühren der einzelnen Elektroden) die Funktionstüchtigkeit der einzelnen Verstärker nachgewiesen werden.

9. Zusätzliche Stimulationsverfahren (z. B. Schmerzreize, Flimmerlicht, Karotissinusdruck) werden empfohlen um evtl. zerebrale Reaktionen im EEG und im EKG nachzuweisen.

10. Die Ableitungen sollen vom Arzt überwacht werden.

III. Zusätzliche technische Untersuchungsmethoden

1. Serienangiographie der Hirngefäße, und zwar beider Karotiden und beider Vertebrales. Bei Zirkulationsstillstand ist eine Kontrollfüllung nach ca. 30 Minuten erforderlich, eine Zeit, die mehr als der doppelten Wiederbelebungszeit des Gehirns entspricht.

2. Bestimmung des zerebralen Sauerstoffverbrauches,

a) arterio-venöse O_2-Differenz

b) Messung der Hirndurchblutung mit thermoelektrischen oder clear-ance-Methoden. Beide Bestimmungen sollten mehrmals wiederholt werden.

3. Ausschluß von Hypnotika im Serum, falls die Ursache der zerebralen Funktionsstörung nicht eindeutig gesichert ist.

4. Die Untersuchung optischer, akustischer oder sensorischer Reiz-antworten (Reaktionspotentiale; evozierte Potentiale) mittels Komputer-technik wird angeregt.

Diese Empfehlungen gelten nicht nur für Neugeborene, Säuglinge und Kleinstkinder. Die besondere Physiologie und Pathophysiologie dieser Altersgruppen bedarf eigener Richtlinien.

H. Hirsch, St. Kubicki, J. Kugler, H. Penin

Diagnosis of Brain Death (Auszug)

Conference of Medical Royal Colleges and Faculties of the United
Kingdom
Lancet 2 (1976), 1069–1070

In 1974 the Chief Medical Officer of the Department of Health and Social Security asked the Royal Colleges to consider the definition of brain death and its diagnosis. The matter had arisen in the context of establishing death of possible organ donors but was clearly of much wider interest, particularly to all clinicians caring for those whose vital functions are preserved solely by mechanical means. In response to the invitation a paper was written which has now been endorsed unanimously by the Conference of Royal Colleges and Faculties of the United Kingdom. This document, which follows, describes in general terms the diagnosis of death and sets out detailed diagnostic criteria for establishing when death has occurred in cases where vital functions are being maintained mechanically.

Conditions Under Which the Diagnosis of Brain Death Should be Considered

(1) *The patient is deeply comatose.*

a) There should be no suspicion that this state is due to depressant drugs.[1]

b) Primary hypothermia as a cause of coma should have been excluded.

---

[1] Narcotics, hypnotics, and tranquillizers may have prolonged duration of action particularly when some hypothermia exists. The benzodiazepines are markedly cumulative and persistent in their actions and are commonly used as anticonvulsants of to assist synchronization with mechanical ventilators. It is therefore recommended that the drug history should be carefully reviewed and adequate intervals allowed for the persistence of drug effects to be excluded. This is of particular importance in patients where the primary cause of coma lies in the toxic effects of drugs followed by anoxic cerebral damage.

c) Metabolic and endocrine disturbances which can be responsible for or can contribute to coma should have been excluded.[2]

(2) *The patient is being maintained on a ventilator because spontaneous respiration had previously become inadequate or had ceased altogether.*

a) Relaxants (neuromuscular blocking agents) and other drugs should have been excluded as a cause of respiratory inadequacy or failure.[3]

(3) *There should be no doubt that the patient's condition is due to irremediable structural brain damage. The diagnosis of a disorder which can lead to brain death should have been fully established.*[4]

Diagnostic Tests for the Confirmation of Brain Death

All brain stem reflexes are absent:

(i) The pupils are fixed in diameter and do not respond to sharp changes in the intensity of incident light.

(ii) There is no corneal reflex.

(iii) The vestibulo-ocular reflexes are absent.[1]

---

[2] Metabolic and endocrine factors contributing to the persistence of coma must be subject to careful assessment. There should be no profound abnormality of the serum electrolytes, acid-base balance, or blood glucose.

[3] Immobility, unresponsiveness, and lack of spontaneous respiration may be due to the use of neuromuscular blocking drugs and the persistence of their effects should be excluded by elicitation of spinal reflexes (flexion or stretch) or by the demonstration of adequate neuromuscular conduction with a conventional nerve stimulator. Equally, persistent effects of hypnotics and narcotics should be excluded as the cause of respiratory failure.

[4] It may be obvious within hours of a primary intracranial event such as severe head injury, spontaneous intracranial haemorrhage or following neurosurgery that the condition is irremediable. However, when a patient has suffered primarily from cardiac arrest, hypoxia or severe circulatory insufficiency with an indefinite period of cerebral anoxia, or is suspected of having cerebral air or fat embolism then it may take much longer to establish the diagnosis and to be confident of the prognosis. In some patients the primary pathology may be a matter of doubt and a confident diagnosis may only be reached by continuity of clinical observation and investigation.

[1] Vestibulo-ocular reflexes.—These are absent when no eye movement occurs during or following the slow injection of 20 ml of ice-cold water into each external auditory meatus in turn, clear access to the tympanic membrane having been established by direct inspection. This test may be contra-indicated on one or other side by local trauma.

(iv) No motor responses within the cranial nerve distribution can be elicited by adequate stimulation of any somatic area.

(v) There is no gag reflex or reflex response to bronchial stimulation by a suction catheter passed down the trachea.

(vi) No respiratory movements occur when the patient is disconnected from the mechanical ventilator for long enough to ensure that the arterial carbon dioxide tension rises above the threshold for stimulation of respiration.[2]

Other Considerations

(1) *Repetition of Testing*

It is customary to repeat the tests to ensure that there has been no observer error. The interval between tests must depend upon the primary pathology and the clinical course of the disease. Note 4 indicates some conditions where it would be unnecessary to repeat them since a prognosis of imminent brain death can be accepted as being obvious.

In some conditions the outcome is not so clear cut and in these it is recommended that the tests should be repeated. The interval between tests depends upon the progress of the patient and might be as long as 24

---

[2] Disconnection from the ventilator.—During this test it is necessary for the arterial carbon-dioxide tension to exceed the threshold for respiratory stimulation—that is, the $PaCO_1$ should normally reach 50 mm Hg (6 × 65 kPa). This is best achieved by measurement of the blood gases; if this facility is available it is recommended that the patient should be disconnected when the $PaCO_2$ reaches 40–45 mm Hg following administration of 5% CO_2 in oxygen through the ventilator. This starting level has been chosen because patients may be moderately hypothermic (35–37 °C), flaccid, and with a depressed metabolic rate, so that arterial carbon-dioxide tension rises only slowly in apnoea (about 2 mm Hg/minute). (Hypoxia during disconnection should be prevented by delivering oxygen at 6 litres/minute through a catheter into the trachea.) If blood-gas analysis is not available to measure the $PaCO_2$ and PaO_2 the alternative procedure is to supply the ventilator with pure oxygen for ten minutes (pre-oxygenation), then with 5% CO_2 in oxygen for five minutes and to disconnect the ventilator for ten minutes, while delivering oxygen at 6 litres/minute by catheter into the trachea. This establishes diffusion oxygenation and ensures that during apnoea hypoxia will not occur even in ten or more minutes of respiratory arrest. Those patients with pre-existing chronic respiratory insufficiency, who may be unresponsive to raised levels of carbon dioxide and who normally exist on an hypoxic drive, are special cases and should be expertly investigated with careful blood-gas monitoring.

hours. This is a matter for medical judgement and repetition time must be related to the signs of improvement, stability, or deterioration which present themselves.

(2) *Integrity of Spinal Reflexes*

It is well established that spinal-cord function can persist after insults which irretrievably destroy brain stem function. Reflexes of spinal origin may persist or return after an initial absence in brain dead patients.

(3) *Confirmatory Investigations*

It is now widely accepted that electro-encephalography is no necessary for the diagnosis of brain death. Indeed this view was expressed from Harvard in 1969 only a year after the publication of their original criteria.

Electroencephalography has its principal value at earlier stages in the care of patients, in whom the original diagnosis is in doubt. When electroencephalography is used, the strict criteria recommended by the Federation of E.E.G. Societies must be followed.

Other investigations such as cerebral angiography or cerebral blood-flow measurements are not required for the diagnosis of brain death.

(4) *Body Temperature*

The body temperature in these patients may be low because of depression of central temperature regulation by drugs or by brain stem damage and it is recommended that it should be not less than 35 °C before the diagnostic tests are carried out. A low-reading thermometer should be used.

(5) *Specialist Opinion and the Status of the Doctors Concerned*

Experienced clinicians in intensive-care units, acute medical wards, and accident and emergency departments should not normally require specialist advice. Only when the primary diagnosis is in doubt is it necessary to consult with a neurologist or neurosurgeon.

Decision to withdraw artificial support should be made after all the criteria presented above have been fulfilled and can be made by any one of the following combination of doctors:

(a) A consultant who is in charge of the case and one other doctor.

(b) In the absence of a consultant, his deputy, who should have been registered for 5 years or more *and* who should have had adequate previous experience in the care of such cases, and one other doctor.

Richtlinien für die Sterbehilfe

Schweizer Akademie der medizinischen Wissenschaften
Dtsch Ärzteblatt 74 (1977), 1933—1937

I. Einleitung

Zu den Pflichten des Arztes, welche Heilen, Helfen und Lindern von Leiden als hohes Ziel umfassen, gehört auch, dem Sterbenden bis zu seinem Tod zu helfen. Diese Hilfe besteht in Behandlung, Beistand und Pflege.

II. Behandlung

a) In bezug auf die Behandlung ist der Wille des *urteilsfähigen* Patienten nach dessen gehöriger Aufklärung zu respektieren, auch wenn er sich nicht mit medizinischen Indikationen deckt.

b) Beim bewußtlosen oder sonst *urteilsunfähigen* Patienten dienen medizinische Indikationen als Beurteilungsgrundlage für das ärztliche Vorgehen im Sinne einer Geschäftsführung ohne Auftrag. Hinweise auf den mutmaßlichen Willen des Patienten sind dabei zu berücksichtigen. Dem Patienten nahestehende Personen müssen angehört werden; rechtlich aber liegt die letzte Entscheidung beim Arzt. Ist der Patient unmündig oder entmündigt, so darf die Behandlung nicht gegen den Willen der Eltern oder des Vormundes eingeschränkt oder abgebrochen werden.

c) Bestehen bei einem auf den Tod Kranken oder Verletzten Aussichten auf eine Besserung, kehrt der Arzt diejenigen Maßnahmen vor, welche der möglichen Heilung und Linderung des Leidens dienen.

d) Beim Sterbenden, auf den Tod Kranken oder lebensgefährlich Verletzten,

● bei dem das Grundleiden mit infauster Prognose einen irreversiblen Verlauf genommen hat und

● der kein bewußtes und umweltbezogenes Leben mit eigener Persönlichkeitsgestaltung wird führen können,

lindert der Arzt die Beschwerden. Er ist aber nicht verpflichtet, alle der Lebensverlängerung dienenden therapeutischen Möglichkeiten einzusetzen.

III. Beistand

Der Arzt bemüht sich, seinem auf den Tod kranken, lebensgefährlich verletzten oder sterbenden Patienten, mit dem ein Kontakt möglich ist, auch menschlich beizustehen.

IV. Pflege

Die auf den Tod kranken, lebensgefährlich verletzten und sterbenden Patienten haben einen Anspruch auf die ihren Umständen entsprechende und in der gegebenen Situation mögliche Pflege.

Kommentar zu den „Richtlinien für die Sterbehilfe"

Zu den Aufgaben des Arztes gehört auch die Sterbehilfe; sie ist das Bemühen, dem Sterbenden so beizustehen, daß er in Würde zu sterben vermag. Solche Sterbehilfe ist nicht nur ein medizinisches, sondern auch ein ethisches und juristisches Problem.

I. Ärztliche Überlegungen

Der von einer tödlichen Krankheit oder von einer lebensgefährlichen äußeren Gewalteinwirkung betroffene Mensch ist nicht notwendigerweise ein Sterbender. Er ist ein in Todesgefahr Schwebender, und es versteht sich von selbst, daß stets die Lebenserhaltung und, wenn möglich, die Heilung anzustreben ist. In solchen Fällen hat er diejenigen Hilfsmittel einzusetzen, die ihm zur Verfügung stehen und geboten erscheinen. Diesen Patienten zu behandeln, ist Lebenshilfe und keine Sterbehilfe.

1. a) Die Sterbehilfe betrifft den *im Sterben liegenden Menschen*. Ein Sterbender ist ein Kranker oder Verletzter, bei dem der Arzt auf Grund einer Reihe klinischer Zeichen zur Überzeugung kommt, daß die Krankheit irreversibel oder die traumatische Schädigung infaust verläuft und der Tod in kurzer Zeit eintreten wird. In solchen Fällen kann der Arzt auf weitere, technisch eventuell noch mögliche Maßnahmen verzichten.

b) Die ärztliche Hilfe endet beim *Eintritt des Todes,* dessen Definition in den „Richtlinien für die Definition des Todes" der Schweizerischen Akademie der medizinischen Wissenschaften (1969) festgelegt ist.

2. Die Sterbehilfe umfaßt die aktive Sterbehilfe (oder Sterbenachhilfe) und die passive Sterbehilfe. Allerdings ist diese Unterscheidung in einzelnen Fällen nicht leicht zu treffen.

a) Die *aktive Sterbehilfe* ist die gezielte Lebensverkürzung durch Tötung des Sterbenden. Sie besteht in künstlichen Eingriffen in die restlichen Lebensvorgänge, um das Eintreten des Todes zu beschleunigen.[1] Aktive Sterbehilfe ist nach dem Schweiz. Strafgesetzbuch strafbare vorsätzliche Tötung (StGB Art. 111 bis 113, Adnex). Sie bleibt gemäß StGB Art. 114 strafbar, selbst wenn sie auf Verlangen des Patienten erfolgt.

b) Die *passive Sterbehilfe* ist der Verzicht auf lebensverlängernde Maßnahmen beim Todkranken. Sie umfaßt die Unterlassung oder das Nichtfortsetzen von Medikationen sowie von technischen Maßnahmen, z. B. Beatmung, Sauerstoffzufuhr, Bluttransfusionen, Hämodialyse, künstliche Ernährung.

Ärztlich ist der Verzicht auf eine Therapie bzw. die Beschränkung auf eine Linderung von Beschwerden begründet, wenn ein Hinausschieben des Todes für den Sterbenden eine nicht zumutbare Verlängerung des Leidens bedeutet und das Grundleiden mit infauster Prognose einen irreversiblen Verlauf angenommen hat.

c) Als medizinische Sonderfälle sei das Vorgehen bei einigen zerebralen Störungen erörtert:

Apallisches Syndrom (Coma vigile, akinetischer Mutismus). Wenn der Patient dauernd schwer bewußtseinsgestört bleibt und keinerlei Kommunikation mit seiner Umwelt hat, so muß der Arzt nach längerer Beobachtung beurteilen, ob der Prozeß irreversibel ist, so daß auf die besonderen lebensverlängernden Maßnahmen verzichtet werden kann, auch wenn das Atmen und das Schlucken erhalten sind. Die Behandlung darf sich in diesen Fällen auf pflegerische Hilfe beschränken.

Schwere zerebrale Störungen des Neugeborenen. Bei schweren Mißbildungen und perinatalen Schäden des Zentralnervensystems, die zu irreparablen Entwicklungsstörungen führen würden, und wenn ein Neugeborenes bzw. ein Säugling nur dank des fortdauernden Einsatzes außergewöhnlicher technischer Hilfsmittel leben kann, darf von der erstmaligen oder anhaltenden Anwendung solcher Hilfsmittel abgesehen werden.

II. Ethische Gesichtspunkte

Die Schweizerische Akademie der medizinischen Wissenschaften war von dem Grundgedanken geleitet, daß es die primäre Verpflichtung des Arztes ist, dem Patienten in jeder möglichen Weise helfend beizustehen. Während des Lebens ist die Hilfe, die er leisten kann, ausgerichtet auf die Erhaltung und Verlängerung des Lebens. Beim Sterbenden hängt die

---

[1] Diese Sterbehilfe wurde auch als „aktive Euthanasie" bezeichnet, obschon „Euthanasie" eigentlich „guter Tod" heißt. Im Dritten Reich wurde die „Vernichtung lebensunwerten Lebens" mißbräuchlich mit diesem Wort bezeichnet, weshalb es hier nicht gebraucht wird.

bestmögliche Hilfe von einer Anzahl von Gegebenheiten ab, deren angemessene Würdigung und Abwägung den Arzt vor schwere Entscheidungen stellen kann. Der Arzt hat in seine Überlegung unter anderem

• die Persönlichkeit oder den ausgesprochenen oder mutmaßlichen Willen des Patienten

• seine Belastbarkeit durch Schmerzen und Verstümmelung,

• die Verfügbarkeit therapeutischer Mittel,

• die Einstellung der menschlichen und gesellschaftlichen Umgebung

einzubeziehen.

Der Sterbeprozeß beginnt, wenn die elementaren körperlichen Lebensfunktionen erheblich beeinträchtigt sind oder völlig ausfallen. Sind diese Lebensgrundlagen derart betroffen, daß jegliche Fähigkeit entfällt, Subjekt oder Träger eigener Handlungen zu sein, d. h., sein Leben selbst zu bestimmen, und steht der Tod wegen lebensgefährdender Komplikationen unmittelbar bevor, so ist dem Arzt ein breiter Ermessensspielraum für sein Handeln zuzugestehen.

Diese Richtlinien können dem Arzt seine Entscheidung nicht abnehmen, sollen sie ihm aber nach Möglichkeit erleichtern.

III. Rechtliche Beurteilung

Die Sterbehilfe beruht auf der Verpflichtung des Arztes, bei der Übernahme der Behandlung eines Patienten alles in seinen Kräften Stehende zu unternehmen, um Gesundheit und Leben des Kranken zu fördern und zu bewahren. Diese Pflicht wird als *Garantenpflicht des Arztes* bezeichnet. Der Arzt, welcher passive Sterbehilfe leistet, könnte zivil- oder strafrechtlich verantwortlich werden, wenn er dadurch seine Garantenpflicht verletzt. Deshalb muß der Arzt wissen, in welcher Weise diese Pflicht einerseits dem urteilsfähigen, bei vollem Bewußtsein befindlichen Patienten, und andererseits dem bewußtlosen Patienten gegenüber besteht.

1. Der Wille des *urteilsfähigen* Patienten, der über die Erkrankung, deren Behandlung und die damit verbundenen Risiken aufgeklärt worden ist, bindet den Arzt. Weil der urteilsfähige Patient darüber zu entscheiden hat, ob er behandelt werden will, kann er die Behandlung abbrechen lassen. Unter diesen Umständen entfällt die rechtliche Grundlage zur Behandlung mit denjenigen Maßnahmen, welche der Patient nicht mehr wünscht. In diesem Fall darf sich der Arzt — dem Wunsch des Patienten entsprechend — darauf beschränken, nur noch leidenmildernde Mittel zu geben oder eine in anderer Weise beschränkte Behandlung durchzuführen, ohne daß er deswegen rechtlich verant-

wortlich wird. Es gilt der Grundsatz: „Voluntas aegroti suprema lex esto."

2. Ist der tödlich erkrankte Patient *nicht mehr urteilsfähig* und deswegen nicht in der Lage, seinen Willen zu äußern (wie z. B. der Bewußlose), so wird die Pflicht des Arztes zivilrechtlich nach den Regeln der Geschäftsführung ohne Auftrag bestimmt (OR art. 419 ff.). Die Heilbemühungen sind dann entsprechend dem mutmaßlichen Willen des Patienten auszuführen. Dieser Wille ist nicht einfach als auf bloße Verlängerung von Schmerzen und Leiden zielend anzusehen. Vielmehr kann der Respekt vor der Persönlichkeit des Sterbenden die Anwendung medizinischer Maßnahmen als nicht mehr angezeigt erscheinen lassen. Ist diese Voraussetzung gegeben, so kann sich der Arzt strafrechtlich auf einen der „Geschäftsführung ohne Auftrag" entsprechenden Rechtfertigungsgrund berufen.

3. *Eine frühere schriftliche Erklärung,* worin der Patient auf jede künstliche Lebensverlängerung verzichtet, kann für die Ermittlung seines Willens ein gewichtiges Indiz abgeben. Entscheidend ist jedoch der gegenwärtige mutmaßliche Wille, der nur auf Grund einer sorgfältigen Abwägung aller Umstände des Falles gefunden werden kann. Verbindlich ist die frühere Erklärung schon deshalb nicht, weil sie zu jeder Zeit rückgängig gemacht werden kann. Somit muß stets danach gefragt werden, ob der Patient die Erklärung im gegenwärtigen Augenblick vernünftigerweise widerrufen würde oder nicht.

4. *Dem Patienten nahestehenden Personen* sind anzuhören. (Nahestehende Personen sind in der Regel, doch nicht ausschließlich, die nächsten Verwandten des Patienten.) Die letzte Entscheidung liegt rechtlich allerdings beim Arzt. Ist jedoch der Patient unmündig oder entmündigt, so darf die Behandlung nicht gegen den Willen der Eltern oder des Vormundes eingeschränkt oder abgebrochen werden.

Diagnosis of Death

Conference of Medical Royal Colleges and Faculties of the United
Kingdom
Lancet 1 (1979), 261–262

The Conference of Medical Royal Colleges and their Faculties in the U.K.
has prepared the following memorandum. It supplements the report on
the diagnosis of brain death which appeared in 1976 and which made no
reference to organ transplantation.

1. In October, 1976, the Conference of Royal Colleges and their
Faculties (U.K.) published a report unanimously expressing the opinion
that "brain death", when it had occurred, could be diagnosed with
certainty. The report has been widely accepted.

The Conference was not at that time asked whether or not it believed
that death itself should be presumed to occur when brain death takes
place or whether it would come to some other conclusion. The present
report examines this point and should be considered as an addendum to
the original report.

2. Exceptionally, as a result of massive trauma, death occurs
instantaneously or near-instantaneously. Far more commonly, death is
not an event, it is a process, the various organs and systems supporting
the continuation of life failing and eventually ceasing altogether to
function, successively and at different times.

3. Cessation of respiration and cessation of the heart-beat are
examples of organic failure occurring during the process of dying and
since the moment that the heart-beat ceases is usually detectable with
simplicity by no more than clinical means, it has for many centuries been
accepted as the moment of death itself, without any serious attempt
being made to assess the validity of this assumption.

4. It is now universally accepted, by the lay public as well as by the
medical profession, that it is not possible to equate death itself with
cessation of the heart-beat. Quite apart from the elective cardiac arrest of
open-heart surgery, spontaneous cardiac arrest followed by successful
resuscitation is today a commonplace and although the more sensa-
tional accounts of occurrences of this kind still refer to the patient being

"dead" until restoration of the heart-beat, the use of the quote marks usually demonstrates that this word is not to be taken literally, for to most people the one aspect of death that is beyond debate is its irreversibility.

5. In the majority of cases, in which a dying patient passes through the processes leading to the irreversible state we call death, successive organic failures eventually reach a point at which brain death occurs and this is the point of no return.

6. In a minority of cases, brain death does not occur as a result of the failure of other organs or systems but as a direct result of severe damage to the brain itself from, perhaps, a head injury or a spontaneous intracranial haemorrhage. Here the order of events is reversed; instead of the failure of such vital functions as heart-beat and respiration eventually resulting in brain death, brain death results in the cessation of spontaneous respiration; this is normally followed within minutes by cardiac arrest due to hypoxia. If, however, oxygenation is maintained by artificial ventilation the heart-beat can continue for some days, and haemoperfusion will for a time be adequate to maintain function in other organs, such as the liver and kidneys.

7. Whatever the mode of its production, brain death represents the stage at which a patient becomes truly dead, because by then all functions of the brain have permanently and irreversibly ceased. It is not difficult or illogical in any way to equate this with the concept in many religions of the departure of the spirit from the body.

8. In the majority of cases, since brain death is part of or the culmination of a failure of all vital functions, there is no necessity for a doctor specifically to identify brain death individually before concluding that the patient is dead. In a minority of cases in which it is brain death that causes failure of other organs and systems, the fact that these systems can be artificially maintained even after brain death has made it important to establish a diagnostic routine which will identify with certainty the existence of brain death.

Conclusions

9. It is the conclusion of the Conference that the identification of brain death means that the patient is dead, whether or not the function of some organs, such as a heart-beat, is still maintained by artificial means.

Guidelines for the Determination of Death

Report of Medical Consultants on the Diagnosis of Death to the President's Commision for the Study of Ethical Problems in Medicine and Biomedical and Behavioral Research
JAMA 246/19 (1981), 2184–2186

The Advent of effective artificial cardiopulmonary support for severely brain-injured persons has created some confusion during the past several decades about the determination of death. Previously, loss of heart and lung functions was an easily observable and sufficient basis for diagnosing death, whether the initial failure occurred in the brain, the heart and lungs, or elsewhere in the body. Irreversible failure of either the heart and lungs or the brain precluded the continued functioning of the other. Now, however, circulation and respiration can be maintained by means of a mechanical respirator and other medical interventions, despite a loss of all brain functions. In these circumstances, we recognize as dead an individual whose loss of brain functions is complete and irreversible.

To recognize reliably that death has occurred, accurate criteria must be available for physicians' use. These now fall into two groups, to be applied depending on the clinical situation. When respiration and circulation have irreversibly ceased, there is no need to assess brain functions directly. When cardiopulmonary functions are artificially maintained, neurological criteria must be used to assess whether brain functions have ceased irreversibly.

More than half of the states now recognize, through statutes or judicial decisions, that death may be determined on the basis of irreversible cessation of all functions of the brain. Law in the remaining states has not yet departed from the older, commonlaw view that death has not occurred until "all vital functions" (whether or not artificially maintained) have ceased. The language of the statutes has not been uniform from state to state, and the diversity of proposed and enacted laws has created substantial confusion. Consequently, the American Bar Association, the American Medical Association, the National Conference of Commissioners on Uniform State Laws, and the President's Commission for the

Study of Ethical Problems in Medicine and Biomedical and Behavioral Research have proposed the following model statute, intended for adoption in every jurisdiction:

Uniform Determination of Death Act

An individual who has sustained either (1) irreversible cessation of circulatory and respiratory functions, or (2) irreversible cessation of all functions of the entire brain, including the brain-stem, is dead. A determination of death must be made in accordance with accepted medical standards.

This wording has also been endorsed by the American Academy of Neurology and the American Electroencephalographic Society.

The statute relies on the existence of "accepted medical standards" for determining that death has occurred. The medical profession, based on carefully conducted research and extensive clinical experience, has found that death can be determined reliably by either cardiopulmonary or neurological criteria. The tests used for determining cessation of brain functions have changed and will continue to do so with the advent of new research and technologies. The "Harvard criteria"(JAMA 205: (1968), 337—340) are widely accepted, but advances in recent years have led to the proposal of other criteria. As an aid to the implementation of the proposed uniform statute, we provide here one statement of currently accepted medical standards.

Introduction

The criteria that physicians use in determining that death has occurred should (1) eliminate errors in classifying a living individual as dead; (2) allow as few errors as possible in classifying a dead body as alive; (3) allow a determination to be made without unreasonable delay; (4) be adaptable to a variety of clinical situations; and (5) be explicit and accessible to verification.

Because it would be undesirable for any guidlines to be mandated by legislation or regulation or to be inflexibly established in case law, the proposed Uniform Determination of Death Act appropriately specifies only "accepted medical standards". Local, state, and national institutions and professional organizations are encouraged to examine and publish their practices.

The following guidelines represent a distillation of current practice in regard to the determination of death. Only the most commonly available and verified tests have been included. The time of death recorded on a death certificate is at present a matter of local practice and is not covered in this document.

These guidelines are advisory. Their successful use requires a competent and judicious physicians, experienced in clinical eximination and the relevant procedures. All periods of observation listed in these guidelines require the patient to be under the care of a physician. Considering the responsibility entailed in the determination of death, consultation is recommended when appropriate.

The outline of the criteria is set forth below in boldface letters. The lightface text that follows each heading explains its meaning. In addition, the two sets of criteria (cardiopulmonary and neurological) are followed by a presentation of the major complicating conditions: drug and metabolic intoxication, hypothermia, young age, and shock. It is of paramount importance that anyone referring to these guidelines be thoroughly familiar with the entire document, including explanatory notes and complicating conditions.

The Criteria for Determination of Death

An individual presenting the findings in *either* section A (cardiopulmonary) *or* section B (neurological) is dead. In either section, a diagnosis of death requires that *both cessation of functions*, as set forth in subsection 1, *and irreversibility*, as set forth in subsection 2, be demonstrated.

A. An individual with irreversible cessation of circulatory and respiratory functions is dead.

1. Cessation is recognized by an appropriate clinical examination.

Clinical examination will diclose at least the absence of responsiveness, heart-beat, and respiratory effort. Medical circumstances may require the use of confirmatory tests, such as an ECG.

2. Irreversibility is recognized by persistent cessation of functions during an appropriate period of observation and/or trial of therapy.

In clinical situations where death is expected, where the course has been gradual, and where irregular agonal respiration or heart-beat finally ceases, the period of observation following the cessation may be only the few minutes required to complete the examination. Similarly, if resuscitation is not undertaken and ventricular fibrillation and standstill develop in a monitored patient, the required period of observation thereafter may be as short as a few minutes. When a possible death is unobserved, unexpected, or sudden, the examination may need to be more detailed and repeated over a longer period, while appropriate resuscitative effort is maintained as a test of cardiovascular responsiveness. Diagnosis in individuals who are first observed with rigor mortis or putrefaction may require only the observation period necessary to establish that fact.

B. An individual with irreversible cessation of all functions of the entire brain, including the brain-stem, is dead. The "functions of the entire brain" that are relevant to the diagnosis are those that are clinically ascertainable. Where indicated, the clinical diagnosis subject to confirmation by laboratory tests, as described in the following portions of the text. Consultation with a physician experienced in this diagnosis is advisable.

1. Cessation is recognized when evalution discloses findings of a and b:

a. Cerebral functions are absent, and ...

There must be deep coma, that is cerebral unrecptivity and unresponsivity. Medical circumstances may require the use of confirmatory studies such as an EEG or blood-flow study.

b. Brain-stem functions are absent.

Reliable testing of brain-stem reflexes requires a perceptive and experienced physician using adequate stimuli. Pupillary light, corneal, oculocephalic, oculovestibular, oropharyngeal, and respiratory (apnea) reflexes should be tested. When these reflexes cannot be adequately assessed, confirmatory tests are recomended.

Adequate testing for apnea is very important. An accepted method is ventilation with pure oxygen or an oxygen and carbon dioxide mixture for ten minutes before withdrawal of the ventilator, followed by passive flow of oxygen. (This procedure allows $PaCO_2$ to rise without hazardous hypoxia.) Hypercarbia adequately stimulates respiratory effort within 30 seconds when $PaCO_2$ is greater than 60 mm Hg. A ten-minute period of apnea is usually sufficient to attain this level of hypercarbia. Testing of arterial blood gases can be used to confirm this level. Spontaneous breathing efforts indicate that part of the brain-stem is functioning.

Peripheral nervous system activity and spinal cord reflexes may persist after death. True decerebrate or decorticate posturing or seizures are inconsistent with the diagnosis of death.

2. Irreversible is recognised when evaluation discloses findings of a, b, and c:

a. The cause of coma is established and is sufficient to account for the loss of brain functions, and ...

Most difficulties with the determination of death on the basis of neurological criteria have resulted from inadequate attention to this basic diagnostic prerequisite. In addition to a careful clinical examination and investigation of history, relevant knowledge of causation may be acquired by computed tomographic scan, measurement of core temperature, drug screening, EEG, angiography, or other procedures.

b. The possibiliy of recovery of any brain functions is excluded, and ...

The most important reversible conditions are sedation, hypothermia, neuromuscular blockade, and shock. In the unusual circumstances where a sufficient cause cannot be established, irreversibility can be reliably inferred only after extensive evaluation for drug intoxication, extended observation, and other testing. A determination that blood flow to the brain is absent can be used to demonstrate a sufficient and irreversible condition

c. The cessation of all brain functions persists for an appropriate period of observation and/or trial of therapy.

Even when coma is known to have started at an earlier time, the absence of all brain functions must be established by an experienced physician at the initiation of the observation period. The duration of observation periods is a matter of clinical judgment, and some physicians recommend shorter or longer periods than those given here.

Except for patients with drug intoxication, hypothermia, young age, or shock, medical centers with substantial experience in diagnosing death neurologically report no cases of brain functions returning following a six-hour cessation, documented by clinical examination and confirmatory EEG. In the absence of confirmatory tests, a period of observation of at least12 hours is recommended when an irreversible condition is well established. For anoxic brain damage where the extent of damage is more difficult to ascertain, observation for 24 hours is generally desirable. In anoxic injury, the observation period may be reduced if a test shows cessation of cerebral blood flow or if an EEG shows electrocerebral silence in an adult patient without drug intoxication, hypothermia, or shock.

Confirmation of clinical findings by EEG is desirable when objective documentation is needed to substantiate the clinical findings. Electro-cerebral silence verifies irreversible loss of cortical functions, except in patients with drug intoxication or hypothermia. (Important technical details are provided in "Minimal Technical Standards for EEG Recording in Suspected Cerebral Death" [Guidelines in EEG 1980. Atlanta, American Electroencephalographic Society (1980), section 4 pp 19–24].) When joined with the clinical findings of absent brain-stem functions, electro-cerebral silence confirms the diagnosis.

Complete cessation of circulation to the normothermic adult brain for more than ten minutes is incompatible with survival of brain tissue. Documentation of this circulatory failure is therefore evidence of death of the entire brain. Four-vessel intracranial angiography is definitive for diagnosing cessation of circulation to the entire brain (both cerebrum and posterior fossa) but entails substantial practical difficulties and risks. Tests are available that assess circulation only in the cerebral hemi-spheres, namely radioisotope bolus cerebral angiography and gamma camera imaging with radioisotope cerebral angiography. Without complicating conditions, absent cerebral blood flow as measured by these tests, in conjunction with the clinical determination of cessation of all brain functions for at least six hours, is diagnostic of death.

Complicating Conditions

A. Drug and Metabolic Intoxication.—Drug intoxication is the most serious problem in the determination of death, especially when multiple drugs are used. Cessation of brain functions caused by the sedative and anesthetic drugs, such as barbiturates, benzodiazepines, meprobamate, methaqualone, and trichloroethylene, may be completely reversible even though they produce clinical cessation of brain functions and electrocerebral silence. In cases where there is any likelihood of sedative presence, toxicology screening for all likely drugs is required. If exogenous intoxication is found, death may not be declared until the intoxicant is metabolized or intracranial circulation is tested and found to have ceased.

Total paralysis may cause unresponsiveness, areflexia, and apnea that closely simulates death. Exposure to drugs such as neuromuscular blocking agents or aminoglycoside antibiotics, and diseases like myasthenia gravis are usually apparent by careful review of the history. Prolonged paralysis after use of succinylcholine chloride and related drugs requires evaluation for pseudocholinesterase deficiency. If there is any question, low-dose atropine stimulation, electromyogram, peripheral nerve stimulation, EEG, tests of intracranial circulation, or extended observation, as indicated, will make the diagnosis clear.

In drug-induced coma, EEG activity may return or persist while the patient remains unresponsive, and therefore the EEG may be an important evaluation along with extended observation. If the EEG shows electrocerebral silence, short latency auditory or somatosensory-evoked potentials may be used to test brain-stem functions, since these potentials are unlikely to be affected by drugs.

Some severe illnesses (*e.g.,* hepatic encephalopathy, hyperosmolar coma, and preterminal uremia) can cause deep coma. Before irreversible cessation of brain functions can be determined, metabolic abnormalities should be considered and, if possible , corrected. Confirmatory tests of circulation or EEG may be necessary.

B. Hypothermia.—Criteria for reliable recognition of death are not available in the presence of hypothermia (below 32.2 °C core temperature). The variables of cerebral circulation in hypothermic patients are not sufficiently well studied to know whether tests of absent or diminished circulation are confirmatory. Hypothermia can mimic brain death by ordinary clinical criteria and can protect against neurological damage due to hypoxia. Further complications arise since hypothermia also usually precedes and follows death. If these complicating factors make it unclear whether an individual is alive, the only available measure to resolve the issue is to restore normothermia. Hypothermia is not a common cause of difficulty in the determination of death.

C. Children.—The brains of infants and young children have increased resistance to damage and may recover substantial functions even after exhibiting unresponsiveness on neurological examination for longer periods compared with adults. Physicians should be particularly cautious in applying neurological criteria to determine death in children younger than 5 years.

D. Shock.—Physicians should also be particularly cautions in applying neurological criteria to determine death in patients in shock because the reduction in cerebral circulation can render clinical examination and laboratory tests unreliable.

Kriterien des Hirntodes (Auszug)

Stellungnahme des wissenschaftlichen Beirates der Bundesärztekammer. Entscheidungshilfen zur Feststellung des Hirntodes
Dtsch Ärzteblatt 79/14 (1982), 45—55

Der Hirntod ist der vollständige und irreversible Zusammenbruch der Gesamtfunktion des Gehirns bei noch aufrechterhaltener Kreislauffunktion im übrigen Körper. Dabei handelt es sich ausnahmslos um Patienten, die wegen Fehlens der Spontanatmung kontrolliert beatmet werden müssen.

Der Hirntod ist der Tod des Menschen. Der Tod kann daher — außer nach Atmung und Herzschlag — auch dann festgestellt werden, wenn das Vorliegen der nachfolgend aufgeführten *Kriterien des Hirntodes* in klinischer Symptomatologie, während angemessener Beobachtungszeit und gegebenenfalls mit apparativer Zusatzdiagnostik nachgewiesen ist.

Dabei dienen folgende Feststellungen und Untersuchungsbefunde als Entscheidungshilfen:

1. Voraussetzung

1.1 Vorliegen einer akuten schweren primären oder sekundären Hirnschädigung (Anmerkung 1).

1.2 Ausschluß von Intoxikation, neuromuskulärer Blockade, primärer Unterkühlung, Kreislaufschock, endokrinem oder metabolischem Koma als mögliche Ursache oder wesentliche Mitursache des Ausfalls der Hirnfunktion im Untersuchungszeitraum (Anmerkung 2).

2. Maßgebliche Symptome des Ausfalls der Hirnfunktion

Hirntod wird durch den irreversiblen Verlust der Großhirn- und der Hirnstammfunktion gekennzeichnet:

2.1 Bewußtlosigkeit (Koma);

2.2 Ausfall der Spontanatmung (Anmerkung 3);

2.3 Lichtstarre beider wenigstens mittel-, meistens maximal weiten Pupillen, wobei keine Wirkung eines Mydriatikums vorliegen darf;

2.4 Fehlen des okulo-zephalen Reflexes;

2.5 Fehlen des Kornalreflexes;

2.6 Fehlen von Reaktionen auf Schmerzreize im Trigeminusbereich;
2.7 Fehlen des Pharyngeal-/Trachealreflexes (Anmerkung 4).
Das Vorliegen aller dieser Befunde muß übereinstimmend von zwei Untersuchern festgestellt werden (Anmerkung 5).

3. Ergänzende Untersuchungen

3.1 Wird bei Vorliegen dieser Symptome 2.1 bis 2.7 und der Voraussetzungen 1.1 und 1.2 zusätzlich eine EEG-Untersuchung nach den technischen Richtlinien der Deutschen EEG-Gesellschaft durchgeführt und ergibt sich während einer kontinuierlichen Registrierung über mindestens 30 Minuten eine hirnelektrische Stille (Null-Linien-EEG), so kann — außer bei Säuglingen und Kleinkindern — der Hirntod ohne weitere Beobachtungszeit festgestellt werden. Bei Säuglingen und Kleinkindern bis zum zweiten Lebensjahr muß wegen der physiologischen Unreife des Gehirns die EEG-Registrierung nach 24 Stunden wiederholt werden, bevor der Hirntod festgestellt werden kann (Anmerkung 6).

3.2. Wurde bei einer zur Klärung der Art der Hirnschädigung durchgeführten beidseitigen Angiographie bei einem ausreichenden Systemblutdruck ein zerebraler Zirkulationsstillstand nachgewiesen, so kann — wenn die Symptome 2.1 bis 2.7 vorliegen — ebenfalls der Hirntod ohne weitere Beobachtungszeit festgestellt werden (Anmerkung 7).

4. Zeitdauer der Beobachtung

Wenn auf das EEG verzichtet werden muß und wenn auch kein angiographischer Befund vorliegt, müssen die unter 2. aufgeführten Ausfallssymptome
● bei Erwachsenen und bei älteren Kindern
○ nach *primärer* Hirnschädigung während mindestens 12 Stunden,
○ nach *sekundärer* Hirnschädigung während 3 Tagen
mehrmals übereinstimmend nachgewiesen werden, bis der Hirntod festgestellt werden kann.
● Bei Säuglingen und Kindern bis zum zweiten Lebensjahr soll in allen Fällen mit primärer Hirnschädigung die Beobachtungszeit 24 Stunden betragen.
Nachdem die Kriterien des Hirntodes gem. 2. mit 3. oder 4. von zwei Untersuchern vollständig dokumentiert worden sind, ist damit der Tod festgestellt.

Anmerkungen

Anmerkung 1: Art der Hirnschädigung

Primäre Hirnschädigungen mit akuter hochgradiger intrakranieller Druckschädigung sind insbesondere schwerste Hirnverletzung, (spontane) intrakranielle Blutung, Hirninfarkt, in seltenen Fällen ein maligner Hirntumor, schließlich akuter Verschluß-Hydrozephalus.

Sekundäre Hirnschädigung kann die Folge von Hypoxie, von kardial bedingtem Kreislaufstillstand oder langdauerndem Schock sein.

Anmerkung 2: Einschränkende Voraussetzungen

Vergiftung, Nachwirkung therapeutisch angewandter zentral dämpfender oder neuromuskulär blockierender Medikamente oder andere unter 1.2 genannte Störungen als mögliche Ursache oder Mitursache der Hirnfunktionsstörung müssen u. a. durch *Vorgeschichte* und Umstände des Syndrombeginns mit einer jeden vernünftigen Zweifel ausschließenden Gewißheit ausgeschlossen werden.

Anmerkung 3: Prüfung des Atemstillstandes

Die Prüfung des Atemstillstandes kann in folgender Weise vorgenommen werden:

Der Ausfall der Spontanatmung ist bewiesen, wenn nach Abnahme des Beatmungsgerätes, bei Vermeidung von Hypoxie innerhalb einer angemessenen Frist spontane Atemzüge ausbleiben. Vor Unterbrechung der künstlichen Beatmung sollte durch alveolare Hypoventilation mit reinem Sauerstoff eine Hyperkapnie herbeigeführt werden, um einen maximalen physiologischen Atemreiz zu geben.

Bei Früh- und Neugeborenen sowie bei Patienten mit pulmonalen Diffusions- und Verteilungsstörungen sind die besonderen Gegebenheiten zu berücksichtigen.

Anmerkung 4: Neurologische Symptomatik

Spinale Reflexe können noch erhalten bleiben oder auch wiedererkehren, solange der Körperkreislauf und die Lungenfunktion (künstlich) aufrechterhalten werden.

Anmerkung 5: Feststellung der Befunde durch zwei Untersucher

Von den beiden Ärzten muß wenigstens einer über mehrjährige Erfahrung in der Intensivbehandlung von Patienten mit schwerer Hirnschädigung verfügen. Im Fall einer in Aussicht genommenen Organentnahme müssen beide Ärzte unabhängig von einem Transplantations-Team sein.

Anmerkung 6: EEG-Untersuchung

Die Beurteilung des EEG muß durch einen entsprechend erfahren Arzt erfolgen.

Bei Frühgeborenen und Neugeborenen bis zur vollendeten 4. Lebenswoche (= Gestationsalter von 44 Wochen) kann der Hirntod bei Ausfall der Hirnfunktion und Null-Linien-EEG mit Sicherheit nach 3 Tagen festgestellt werden.

Anmerkung 7: Serienangiographie

Bei der Serienangiographie muß eindeutig ein intrazerebraler Zirkulationsstillstand des injizierten Kontrastmittels erkennbar sein — z. B. bei beidseitger Karotis-Angiographie jeweils an der Hirnbasis oder im Anfangsteil der Hirnarterien —, bei röntgenologischem Nachweis einwandfrei intraarterieller Lage der Injektionskanüle bzw. des -katheters.

Es muß ein ausreichender Blutdruck, beim Erwachsenen von wenigstens 80 mm Hg systolisch, bestehen.

Richtlinien für die Definition und die Diagnose des Todes

Schweizerische Akademie der medizinischen Wissenschaften
Vom Senat am 6. Mai 1983 verabschiedet
Schweizerische Ärztezeitung 64/21 (1983), 810—811

I. Einleitung

1. Die Entwicklung der Reanimationsmethoden hat es notwendig gemacht, die Kriterien des menschlichen Todes neu festzulegen.

2. Es ist möglich, beim Menschen den Ausfall der Atemfunktion durch künstliche Beatmung und den der Herztätigkeit durch Herzmassage und künstlichen Kreislauf zu kompensieren.

3. Es ist nicht möglich, die gesamthaften Auswirkungen des vollständigen irreversiblen Funktionsausfalls des Gehirns, einschließlich des Hirnstammes, durch irgendwelche Maßnahmen zu beheben. Ein solcher Funktionsausfall führt zwangsläufig zum Tod des gesamten Organismus und ist daher dem Tod gleichzusetzen.

II. Definition und Diagnose des Todes

4. Ein Mensch ist als tot zu betrachten, wenn eine oder beide der folgenden Bedingungen erfüllt sind:

a) Irreversibler Herzstillstand mit dadurch unterbrochener Blutzirkulation im Organismus und damit auch im Gehirn.

b) Vollständiger, irreversibler Funktionsausfall des Gehirns.

5. Der vollständige und irreversible Funktionsverfall des Gehirns, einschließlich des Hirnstammes, trotz vorhandener Herzaktion, ist anzunehmen beim normo- oder hypothermen menschlichen Organismus, wenn jeglicher Einfluß von muskelrelaxierenden oder zentralnervös dämpfenden Substanzen, jegliche Vergiftung und jegliches Koma metabolischer Ursache mit Sicherheit ausgeschlossen und die nachfolgenden Todeszeichen gleichzeitig und während mindestens 6 Stunden vorhanden sind:

5.1 Tiefe Bewußtlosigkeit genau bekannter Ursache.

5.2 Beide Pupillen weit und lichtstarr.

5.3 Fehlen des okulo-zephalen Reflexes (Fehlen von Bulbusbewegungen bei rascher passiver Kopfrotation).

5.4. Fehlen des Kornealreflexes.

5.5 Fehlen jeglicher Reaktion auf schmerzhafte Trigeminusreizung (starker Druck auf die Austrittsstelle des zweiten Astes, unterhalb des Orbita-Unterrandes).

5.6 Fehlen des Hustenreflexes (beim Absaugen in den Bronchien) und des Pharyngealreflexes (beim Berühren der Pharynxhinterwand).

5.7 Fehlen der Spontanatmung: Apnoe (siehe III a).

5.8 Das Weiterbestehen rein rückenmarkbedingter Reflexe und Rückzugsbewegungen der Gliedmaßen bei schmerzhafter Reizung ist mit der Diagnose des Hirntodes vereinbar.

6. Die unter 5.1 bis 5.8 erwähnten klinischen Zeichen genügen zur Erhärtung der Hirntoddiagnose, wenn eine eindeutige primäre Hirnschädigung vorliegt.

7. Im Falle einer Hirnschädigung durch Anoxie oder schwere metabolische Störung müssen die unter 5.1 bis 5.8 erwähnten Zeichen während mehr als 48 Stunden nachweisbar sein. Im Fall einer Vergiftung muß die Ausscheidung des Giftes bewiesen sein.

8. Weitere Kriterien des Hirntodes sind:

8.1 Totaler intrakranieller Kreislaufunterbruch nachgewiesen durch Kontrast-Arteriographie der 4 Hirnarterien oder Radioisotopen-Angiographie.

8.2 Ein intrakranieller Druck, der bei fortlaufender Messung den systolischen Blutdruck während mehr als 20 Minuten übersteigt.

9. Als Zeitpunkt des Todes gilt derjenige der Diagnose des Todes.

10. Nur ein Arzt ist befähigt, den Tod festzustellen.

11. Da der Hirntod dem Tod gleichgesetzt ist,

a) ist der Arzt befugt, die künstlichen Beatmung und die Kreislaufunterstützung endgültig abzusetzen;

b) ist die Entnahme überlebender Organe zulässig.

12. Ist bei primärem Hirntod die Entnahme von Organen vorgesehen, so muß er durch einen für die Diagnose zuständigen, vom Transplantationsteam unabhängigen Arzt bestätigt werden.

III. Spezielle Anmerkungen

a) Apnoe-Test:

Der spontane Atemstillstand kann nur festgestellt werden bei einem Patienten mit einer $PaCO_2$, größer als 50 mm Hg (6,65 Kpa), und einem arteriellen Blut-pH tiefer als 7,4. Bei Anwendung der Technik der Sauerstoffzufuhr durch Diffusion kann der Apnoe-Test ohne die Gefahr einer Hypoxämie durchgeführt werden.

b) Die Hirntoddiagnose bei Kindern (bis zum 5. Lebensjahr):

Die oben erwähnten Kriterien des Hirntodes sind auch bei Kindern anzuwenden, obwohl sie hauptsächlich am Erwachsenen erarbeitet worden sind. Man muß sich jedoch bewußt sein, daß die Ursachen einer Hirnschädigung und die Mechanismen der Bewußtlosigkeit beim Kind, insbesondere beim Neugeborenen, sich häufig von denjenigen des Erwachsenen unterscheiden und daß die funktionellen Erholungsmöglichkeiten des kindlichen Gehirns diejenigen eines Erwachsenen übersteigen. Aus diesem Grund müssen die neurologischen Zeichen des Hirntodes beim Kind während mindestens 24 Stunden nachweisbar sein. Zusätzliche Untersuchungen zum Nachweis des Unterbruchs des zerebralen Blutkreislaufes können in gewissen Fällen nötig sein.

c) Spezialfall Hypothermie:

Eine primäre Hypothermie mit einer Temperatur von unter 32,2 °C muß ausgeschlossen sein, da sie einen Hirntod vortäuschen kann. Dagegen ist eine sekundäre Hypothermie infolge einer Hirnzerstörung ein weiteres Hirntod-Kriterium.

d) Elektroenzephalogramm:

Ein Elektroenzephalogramm kann zum Beispiel bei metabolischem Koma die klinische Untersuchung vervollständigen. In diesen Fällen muß das Elektroenzephalogramm im Abstand von 24 Stunden zweimal das völlige Fehlen jeglicher Hirnstromaktivität zeigen. Die Diagnose einer Nullkurve muß durch einen Spezialarzt verifiziert werden. Sie kann nur gestellt werden, wenn die durch die Schweizerische Vereinigung für Elektroenzephalographie und klinische Neurophysiologie definierten technischen Vorschriften und Methoden befolgt werden.

Literatur

Adams RD, Jequier M (1969) The brain death syndrome: hypoxemic panencephalopathy. Schweiz Med Wochenschr 99: 65–73

Agnoli A, Clar HE, Magnus L (1970) Fehlende Darstellung von Hirngefäßen im Karotisangiogramm infolge intrakranieller Drucksteigerung. Arch Psychiatr Nervenkr 213: 408–421

Alderete JF, Jeri FR, Richardson EP, Sament S, Schwab RS, Young RR (1968) Irreversible coma: A clinical electroencephalographic and neuropathological study. Trans Am Neurol Assoc 93: 16–20

Allen N, Burkholder J, Comiscioni J (1978) Clinical criteria of brain death. Ann NY Acad Sci 315: 70–96

American Bar Association (1975) Insurance, negligence and compensation law secretion. Euthanasie—symposium issue. 27 Baylor Law Rev 1: 1–198

American Medical Association (1968) Ethical guidelines for organ transplantation. JAMA 205: 341–342

American Medical Association (1974) Definition of brain death. JAMA 227: 728

Aminoff MJ (1984) The clinical role of somatosensory evoked potential studies: a critical appraisal. Muscle Nerve 7: 345–354

Angstwurm H, Frick E (1980) Neurologische Diagnose und Dokumentation des „Hirntodes" potentieller Organspender. Münch Med Wschr 122/I: 1371–1373

— Kugler J (1978) Ärztliche Aspekte des Hirntodes und Feststellung des Todeszeitpunktes. Fortschr Neurol Psychiatr 46: 297–311

Anonym (1981) In the matter of Karen Quinlan. Band 1–2 Univ Publ Amer Frederics Md

Arfel G (1967) Stimulations visuelles et silence cérébral. Electroencephalogr Clin Neurophysiol 23: 172–175

— (1975) Pathogenesis of brain death. Handb Electroencephalogr Clin Neurophysiol 12: 100–105

— (1975) Brain death—evidence contributed by laboratory studies other than surface EEG's. Handb Electroencephalogr Clin Neurophysiol 12: 116–121

— (1976) Brain death. Handb Clin Neurol 24: 757–786

— Fischgold H (1961) Die Bedeutung der elektrischen Stille. Zbl ges Neurologie 5: 161

Arnold H (1976) Hirntod. Nervenarzt 47: 529–537

— Kühne D, Rohr W, Heller M (1981) Contrast bolus technique with rapid CT scanning. A reliable diagnostic tool for the determination of brain death. Neuroradiology 22: 129–132

Arnold JD, Zimmermann TF, Martin DC (1968) Public attitude and the diagnosis of death. JAMA 206: 1949–1954

Ashwal S, Schneider S (1979) Failure of electroencephalography to diagnose brain death in comatose children. Ann Neurol 6: 512–517

Balniel Lord (1968) Definition of death. Br Med J 2: 374

Becker DP, Robert Jr CM, Nelson JR, Stern WE (1970) An evaluation of the definition of cerebral death. Neurology 20: 459–462

Bennett DR (1978) The EEG in determination of brain death. Ann NY Acad Sci 315: 110–120

— Hughes JR, Korein J, Merlis JK, Suter C (1976) Atlas of electroencephalography in coma and cerebral death. Raven Press, New York

— Nord NM, Roberts TS, Mavor H (1971) Prolonged "survival" with flat EEG following cardiac arrest. Electroencephalogr Clin Neurophysiol 30: 94

Beraud R, Cote J, Sirois J (1965) Les thromboses bilatérales de la carotide interne. Can Med Assoc J 93: 1065–1068

Berkutov AN, Tsybulyak GN, Pashkousky EV, Egurnov NI, Ivanov VV (1969) Prognose der Endausgänge schwerer Traumen und Erstellung der Diagnose „Hirntod" bei einem Organspender vor Entnahme des Herzens (Russ) Eksp Khir Anesteziol 14: 29–34

Bes A, Geraud G, Escande M, Geraud J (1974) Difference arterio veineuse en oxygene dans les comas dépassés. Recherche d'un critère biologique de la mort du cerveau. Ann Anesth Franc 15: spec no 3: 80–86

Bessert I, Bushart W, Horatz K, Rittmeyer P (1970) Über die zahlenmäßige Relation zwischen Reanimationspatienten, Kranken mit dissoziiertem Hirntod und potentiellen Organspendern an einem Reanimationszentrum. Wiederbel Organers Intensivmed 7: 102–104

Bettelheim H, Draxler V, Hönigsmann Ch, Krenn J, Sporn P, Steinbreithner K (1975) Ophthalmodynamographische und ophthalmodynamometrische Befunde nach irreversiblem Ausfall der Hirnfunktion. Anaesthesist 24: 361–366

Bickford RG, Dawson B, Takeshita H (1965) Evidence of neurologic death. Electroencephalogr Clin Neurophysiol 18: 513–514

— Klass DW (1966) Acute and chronic EEG findings of head injury. In: Caveness WF, Walker AE (Hrsg) Head injuries. Lippincott, Philadelphia, S 63, 589

Binder H, Draxler V, Sporn P, Gerstenbrand F, Watzek C: Das spinale Reflexgeschehen beim sogenannten „Hirntoten". Anaesthesiol Intensivmed 129: 103–109

— Gerstenbrand F, Jellinger K (1979) The symptomatology with the most severe clinical course of spontaneous subarachnoid hemorrhage. Neurol 222: 119–129

Binnie CD (1975) The EEG in intensive care: interpretation. J Electrophysiol Technol 1: 5–18

Bird TD, Plum F (1968) Recovery from barbiturate overdose coma with a prolonged isoelectric electroencephalogram. Neurology 18: 456–460

Black P McL (1978) Brain death. N Engl J Med 299: 338–344, 393–401

— (1978) Letter on "Death and brain death". N Engl J Med 298: 1315

— Zervas NT (1984) Declaration of brain death in neurosurgical and neurological practice. Neurosurgery 15: 170–174

Bock E (1981) Der Atropintest: seine Bedeutung in der Vorfelddiagnostik des Hirntodes. Anästhesiol Intensivmed 22: 13–15

Bockelmann P (1968) Strafrechtliche Aspekte der Organtransplantation. Langenbecks Arch Chir 322: 44–60
— (1973) Rechtsfragen beim Hirntod. In: Krösl W, Scherzer E (Hrsg) Die Bestimmung des Todeszeitpunktes. Maudrich, Wien, S 277–283
Böckle F (1980) Grenzen der ärztlichen Behandlungspflicht. Langenbecks Arch Chir 352: 57–60
Bolton CF Brown JD, Cholod E, Warren K (1976) EEG and "brain life" (letter). Lancet i: 535
Bos GTAM, Kramer W (1964) Traumatic thrombosis of intracranial arteries and extensive necrosis of the brain developed during reanimation. Acta Neuropathol (Berl) 3: 416–427
Boyle MH, Torrance GW, Sinclair JC, Horwood SP (1983) Economic evaluation of neonatal intensive care of very-low-birth-weight infants. N Engl J Med 308: 1330–1337
Brenner H, Zaunbauer W (1966) Einfluß von technischen Faktoren auf Verlauf und Komplikationen bei zerebraler Angiographie. In: Loose KE, Fischer AW (Hrsg) Angiographie. Thieme, Stuttgart
Brierley JB, Adams JH, Graham DI, Simpson JA (1971) Neocortical death after cardiac arrest. A clinical, neurophysiological, and neuropathological report of two cases. Lancet ii: 560–565
Brill DR, Schwartz JA, Baxter JA (1985) Variant flow patterns in radionuclide cerebral imaging performed for brain death. Clin Nucl Med 10: 346–352
Brinck HP, Gran L, Larsen JL (1976) Retard de fluorescence retinienne comme critèrs de mort. Canad Anaesth Soc J 26: 309–312
Brock M, Schürmann K, Hadjidimos A (1969) Cerebral blood flow and cerebral death. Acta Neurochir (Wien) 20: 195–209
Broderson P, Jørgensen EO (1974) Cerebral blood flow and oxygen uptake and cerebrospinal fluid biochemistry in severe coma. J Neurol Neurosurg Psychiatry 37: 384–391
Bronisch FW (1969) Zum Reflexverhalten in Hirntod. Nervenarzt 40: 592–593
Browne A (1983) Whole-brain death reconsidered. J Med Ethics 9: 28–31
Budka H (1981) Morphologische Korrelation des Hirntodes. 10. Internationaler Fortbildungskurs für klinische Anaesthesiologie. Hegermann, Wien, S 5–12
Bücheler E, Käufer C, Düx A (1970) Zerebrale Angiographie zur Bestimmung des Hirntodes. Fortschr Röntgenstr 113: 278–296
Büdingen HJ, von Reutern GM, Freund HJ (1982) Doppler-Sonographie der extrakraniellen Hirnarterien. Thieme, Stuttgart, S 115–121
Bushart W (1968) Un silence électrique de deuy jours á EEG. Presse Méd 76: 1043
— Rittmeyer P (1968) Elektroenzephalographische Verlaufsüberwachung und Kriterien der irreversiblen Hirnschädigung in der Intensivpflege. Verh Dtsch Ges Inn Med 74: 865–868
— — (1969) Kriterien irreversibler Hirnschädigung bei Intensivbehandlung. Med Klin 64: 184–193
— — (1969) Die Kriterien des Todes unter Berücksichtigung der modernen Möglichkeiten der Wiederbelebung und der Intensivbehandlung . Materia Medica Nordmark 21: 22–28

Campell JK, Clark JM, Watte DN (1970) Pulsatile echoencephalography. Acta Neurol Scand [Suppl] 45: 1–57

Capron AM, (1978) Legal definition of death. Ann NY Acad Sci 315: 349–362

Carbonell J, Carrascosa R, Dierrsen G, Obrador S, Oliveros J, Sevillano M (1963) Some electrophysiological observations in a case of deep coma secondary to cardiac arrest. Electroencephalogr Clin Neurophysiol 15: 520–525

Caspers H, Schütz E, Speckmann EJ (1963) Gleichspannungsveränderungen an der Hirnrinde bei Sauerstoffmangel. Z Biol 114: 112–126

Chatrian GE, White Jr LE, Shaw CM (1964) EEG pattern resembling wakefulness in unresponsive decerebrate state following traumatic brain-stem infarct. Electroencephalogr Clin Neurophysiol 16: 285–289

Collaborative Study (1977) An appraisal of the criteria of cerebral death. A summary statement. JAMA 237: 982–986

Conference of Medical Royal Colleges and Faculties of the United Kingdom (1976) Diagnosis of brain death. Lancet ii: 1069–1070

Conference of Medical Royal Colleges and Faculties of the United Kingdom (1979) Diagnosis of death. Br Med J 1: 261–262

Cranford RE, Smith HL (1979) Some critical distinctions between brain death and the persistent vegetative state. Ethics Sci Med 6: 199–200

Dear PR, Godfrey DJ (1985) Neonatal auditory brainstem response cannot reliably diagnose brainstem death. Arch Dis Child 60: 17–19

Decker K (1956) Der Spasmus der A. carotis interna. Acta Radiol Diagn 46: 351–356

Deliyannakis EF, Ioannov F, Davaroukas A (1975) Brain stem death with persistence of bioelectric activity of the cerebral hemispheres. Clin Electroencephalogr 6: 75–79

Denecke JFV (1969) Der Scheintod als publizistische Sensation. Herz-Kreisl 1: 435–441, 486–494

Deutsche Gesellschaft für Chirurgie (1968) Todeszeichen und Todzeitbestimmung. Chirurg 39: 196–197

Deutscher Ärztetag (1984) Sterbehilfe. Dtsch Ärzteblatt 81: 1764

Dietrich E (Hrsg) (1985) Organspende, Organtransplantation. Schulz, Stuttgart

Dontger DE (1963) Bilateral complete carotid and basilar artery occlusion in a patient with minimum deficit: case report and discussion of diagnosis and therapy implications. Neurology 13: 673–678

Drayer BP, Rosenbaum AE (1979) Brain edema by cranial computed tomography. J Comput Assist Tomogr 3: 317–323

Duff RS, Campell AGM (1976) On deciding the care of severely handicapped or dying persons: with particular reference to infants. Pediatrics 57: 487–493

Duven HE, Kollrack HW (1970) Areflexie: kein obligates Symptom bei dissoziiertem Hirntod. Dtsch Med Wochenschr 95: 1346–1348

Eid V (1984) Grenzen der intensivmedizinischen Behandlungspflicht. Ein Statement aus theologisch-ethischer Sicht. Beitr Intensiv-Notfallmed, Bd 3. Karger, Basel, S 169–177

Eigler FW (1980) Organtransplantation in der gegenwärtigen juristischen Situation (Editorial). Münch Med Wochenschr 122/II: 1117–1118

Eisen A, Cracco RQ (1983) Overuse of evoked potentials: caution. Neurology 33: 618–621

Feild JR, Leo L, McBurney RF (1972) Complications of 1000 brachial arteriograms. J Neurosurg 36: 324–332

Findji F, Gaches J Houtteville JP, Creissard P, Caliskan A (1970) Enregistrements électroencéphaliques corticaux. Transcorticaux et sous corticaux dans dix cas de coma profond ou dépassé. (Note préliminaire.) Neurochirurgia (Stuttgart) 13: 211–219

Flemming I (1975) Anaesthesiologische Aspekte bei der Toderklärung. Zbl Chir 100: 403–411

Freeman JM (1972) Is there a right to die quickly? Pediatry 80: 904–905

Frowein, RA (1973) Diskussionsbemerkung. In: Krösl W, Scherzer E (Hrsg) Die Bestimmung des Todeszeitpunktes. Maudrich, Wien, S 345–346

— Auf der Haar K, Terhag D (1980) Assessment of coma. Reliability of prognosis. Neurosurg Rev 3: 67–74

Furggiuele TL (1984) Prediction of cerebral death by cranial sector scan. Crit Care Med 12: 1–3

Gaab M (1980) Die Registrierung des intrakraniellen Druckes. Habil Schrift, Würzburg S 130–131, 205–207

Geilen G (1973) Rechtsfragen der Todesbestimmung. In: Krösl W, Scherzer E (Hrsg) Die Bestimmung des Todeszeitpunktes. Maudrich, Wien, S 285–293

Gerlach, J (1969) Gehirntod und totaler Tod. Münch Med Wochenschr 111: 732–736

— (1969) Syndrome des Sterbens und der Vita reducta. Münch Med Wochenschr 111: 169–176

— (1970) Bedeutet Gehirntod auch menschlicher Tod? Fortschr Med 88: 399–400

Gerstenbrand F (1967) Das traumatische apallische Syndrom. Springer, Wien

— (1973) Diskussionsbemerkung. In: Krösl W, Scherzer E (Hrsg) Die Bestimmung des Todeszeitpunktes. Maudrich, Wien, S 261

Goldensohn ES (1978) The relationship of the EEG to the clinical examination in determining brain death. Ann NY Acad Sci 315: 137–142

Gomes AS, Hallinan JM (1983) Intravenous digital substraction angiography in the diagnosis of brain death. Am J Neuroradiol 4: 21–24

Goodman JM, Heck LL, Moore BD (1985) Confirmation of brain death with portable isotope angiography: a review of 204 consecutive cases. Neurosurgery 16: 492–497

Goulon M (1966) Le coma dépassé et les comas avec sidération végétative transitoire. Marseilles Chirurg 18: 18–28

Grassberger R (1973) Juristische Aspekte des dissoziierten Hirntodes. In: Krösl W, Scherzer E (Hrsg) Die Bestimmung des Todeszeitpunktes. Maudrich, Wien, S 295–298

Green JB, Lauber A (1972) Return of EEG activity after electrocerebral silence. Two case reports. J Neurol Neurosurg Psychiatry 35: 103–107

Gründig E, Simanyi M (1973) Liquoruntersuchungen zur Feststellung des Hirntodes. In: Krösl W, Scherzer E (Hrsg) Maudrich, Wien, S 187–189

Gütgemann A (1974) Probleme der Organtransplantation. Dtsch Ärztebl 21: 1563–1566

Gütgemann A, Käufer C (1970) Der Scheintod. Dtsch Med Wochenschr 95:702–706

Guignard P (1975) L'EEG dans les intoxications et comas médicamenteux. J. Electrophysiol Technol 1: 377–382

Habel G, Schneider I (1975) Feststellung des Hirntodes unter besonderer Berücksichtigung des jungen Kindesalters. Zbl Chir 100: 421–426

Hacke W (1985) Neuromonitoring. J Neurol 232: 125–133

Haider I, Matthews H, Oswald I, (1971) Electroencephalographic changes in acute poisoning. Electroenceph Clin Neurophysiol 30: 23–31

Hall JW 3d, Mackey-Hargadine JR, Kim EE (1985) Auditory brain stem response in determination of brain death. Arch Otolaryngol 111: 613–620

Handa J, Matsuda M, Matsuda J, Nakasu S (1982) Dynamic computed tomography in brain death. Surg Neurol 92: 417–422

Hardesty WH (1968) Minimum brain deficiency with occlusion of carotid and vertebral arteries bilaterally. JAMA 205: 527–528

Harvard Medical School Committee (1968) A definition of irreversible coma. Report of the Ad Hoc Committee of the Harvard Medical School to examine the definition of brain death. JAMA 205: 337–340

Harvard Medical School Committee (1968) A definition of irreversible coma. Report of the Ad Hoc Committee of the Harvard Medical School to examine the definition of brain death. JAMA 252: 677–679

Hass WK, Hawkins RA (1978) Bilateral reticular formations lesion causing coma: Their effects on regional cerebral blood flow, glucose utilisation and oxidative metabolism. Ann NY Acad Sci 315: 105–109

Heiskanen O (1964) Cerebral circulatory arest caused by acute increase of intracranial pressure. Acta Neurol Scand [Suppl] 40: 1–57

Hirsch GH (1980) Grenzen der Behandlungspflicht und ihre Rückwirkung auf Ärzte und Pflegepersonal aus juristischer Sicht. In: Aktuelle Probleme der Intensivmed. — Notfallmed Anaesthesie 17: Thieme, Stuttgart, S 262–269

Hockaday JM, Potts F, Epstein E, Bonazzi A, Schwab RS (1965) Electroencephalographic changes in acute cerebral anoxia from cardiac or respiratory arrest. Electroencephalogr Clin Neurophysiol 18: 575–586

Holczabek W (1973) Gerichtsmedizinische Aspekte des dissoziierten Hirntodes. In: Krösl W, Scherzer E (Hrsg) Die Bestimmung des Todeszeitpunktes. Maudrich, Wien, S 267–270

Horan DJ (1978) Euthanasia and brain death: ethical and legal considerations. Ann NY Acad Sci 315: 363–375

Horn E (1974) Todesbegriff, Todesbeweis und Angiographie in juristischer Sicht. Internist 15: 557–561

Horwitz NH, Dunsmore RH (1956) Some factors influencing the nonvisualization of the internal carotid artery by angiography. J Neurosurg 13: 155–164

Hoyer S, Wawersik J, (1968) Untersuchungen der Hirndurchblutung und des Hirnstoffwechsels beim Dezerebrationssyndrom. Langenbeck's Arch Chir 322: 602–605

Hughes JR (1978) Limitations of the EEG in coma and brain death. Ann NY Acad Sci 315: 121–136

Hunt WE, Meagher JN, Friemanis A, Rossel CW (1962) Angiographic studies of experimental intracranial hypertension. J Neurosurg 19: 1023–1032

Hussmann LH, (1968) Zur Todeszeitbestimmung. Dtsch Med Wochenschr 93: 2232–2233

Ibe K (1971) Clinical and pathophysiological aspects of the intravital brain death. Electroencephalogr Clin Neurophysiol 30: 272

Ingvar DH (1971) Brain death—total brain infarction. Acta Anaesth Scand [Suppl] 45: 129–140

— (1973) Bestimmung des Sistierens der Gehirnzirkulation beim Hirntod. In: Krösl W, Scherzer E (Hrsg) Die Bestimmung des Todeszeitpunktes. Maudrich, Wien, S 195–198

Ivan LP (1973) Spinal reflexes in cerebral death. Neurology 23: 650–652

Jähring K (1979) Grenzen der Lebenserhaltung beim Neugeborenen. Zur Bestimmung des Hirntodes in der Neonatalzeit. Kinderärztl Prax 47: 65–70

Jahrmärker H, Halbritter M, Haider M, Rackwitz R (1981) Prognostik und prognostische Parameter als Grundlage therapeutischer Entscheidungen in der Intensivmedizin. Internist 22: 131–149

Jellinger K (1974) Klinische Neuropathologie des Komas. In: Münchener Konferenz über neurologisch-psychiatrische Aspekte des Komas, Düsseldorf, S 321–348

— Seitelberger F (1970) Protracted posttraumatic encephalopathy. Pathology, pathogenesis and clinical implications. J Neurol Sci 10: 51–94

Jennett B, Gleave J, Wilson P (1981) Brain death in three neurosurgical units. Br Med J 282: 533–539

— Teasdale G (1981) Assessment of impaired consciousness. Contemporary Neurol Series 20: 77–93

Jørgensen EO (1970) The EEG during severe barbiturate intoxication. Acta Neurol Scand 46: 281

— (1973) Spinal man after brain death. Acta Neurochir (Wien) 28: 259–273

— (1981) Brain death—retrospective surveys. Lancet i: 378–379

Jordan JE, Dyess E, Cliett J (1985) Unusual spontaneous movements in brain-death patients (letter). Neurology 35: 1082

Jouvet M (1959) Diagnostic électro-sous-cortico-graphique de la mort du système nerveaux central au cours de certain comas. Electroencephalogr Clin Neurophysiol 11: 805–808

Käufer C (1971) Die Bestimmung des Todes bei irreversiblem Verlust der Hirnfunktionen. Theoretische und Klinische Medizin. Einzeldarstellungen, Bd 52. Hüthig, Heidelberg

— (1973) Criteria of cerebral death. Minn Med 56: 321–324

— Penin H (1968) Todeszeitbestimmung beim dissoziierten Hirntod. Klinische und elektroenzephalographische Kriterien. Dtsch Med Wochenschr 93: 679–684

— — Düx A, Kersting G, Schneider H, Kubicki St (1969) Zerebraler Zirkulationsstillstand bei Hirntod durch Hypoxydosen. Fortschr Med 87: 713–717

Kaindl F, Zilcher H (1973) Zur Bestimmung des Todeszeitpunktes aus kardiologischer Sicht. In: Krösl W, Scherzer E (Hrsg) Die Bestimmung des Todeszeitpunktes. Maudrich, Wien, S 59–67

Kautzky R (1968) Gehirntod = Menschentod? Medizinstudent 4: 32–35

— (1970) Diskussionsbemerkung: Der zentrale Atemstillstand, eine ärztliche

Konfliktsituation. In: Bushe K-A (Hrsg) Fortschritt auf dem Gebiet der Neurochirurgie. Hippokrates, Stuttgart

Kero P, Antila K, Ylitalo V, Välimäki I (1978) Decreased heart rate variation in decerebration syndrome: quantitative clinical criterion on brain death? Pediatrics 62: 307–311

Ketz E (1972) Beitrag zum Problem des Hirntodes. Schweiz Arch Neurol Psychiatr 110: 205–221

Kienast HW, Hussmann LH, Selner RL (1971) The phenomenon of the vanishing midline echo in dying patients. In: Böck J, Ossoinig K (eds) Ultrasonografia Medica, Bd 1. Verlag Wiener Med Akademie, S 284–293

Kimura J, Gerber HW, McCormick WF (1968) The isoelectric electroencephalogram. Significance in establishing death in patients maintained on mechanical respirators. Arch Intern Med 121: 511–517

Klug N (1982) Brainstem auditory evoked potentials in syndromes of decerebration, the bulbar syndrome and in central death. J Neurol 227: 219–228

Kohlhaas M (1965) Rechtliche Fragen bei der Organtransplantation. Münch Med Wochenschr 109: 2265–2266

— (1968) Transplantation von Körperorganen als Rechtsproblem. Dtsch Med Wochenschr 93: 366–368

— (1968) Zur Feststellung des Todeszeitpunktes Verstorbener. Dtsch Med Wochenschr 93: 412–414

— (1970) Rechtsfolgen von Transplantationseingriffen. Neue Jurist Wochenschr 28: 1224–1226

Korein J (1973) On cerebral, brain and systemic death. Current concepts of cerebral-vascular disease. Stroke 8: 9–14

— (1978) Brain death: Terminology, definitions and usage. Ann NY Acad Sci 315: 6–18

— (1978) The problem of brain death: development and history. Ann NY Acad Sci 315: 19–38

Kramer W (1963) From reanimation to determination (with vital death on the brain during artifical respiration). Acta Neurol Scand [Suppl] 4, 39: 139–153

— (1970) Acute lethal intracranial hypertension. Clinical and experimental observations. Psychiatr Neurol Neurochir 73: 243–255

— (1973) Neuropathologische Befunde nach intravitalem Hirntod. In: Krösl W, Scherzer E (Hrsg) Die Bestimmung des Todeszeitpunktes. Maudrich, Wien, S 223–231

Krankenhagen B, Köhler G-K, Beltz L (1971) Zur Differentialdiagnose des Subclavian-steal-Syndroms. Neurochirurgia 15: 69–75

Kraus H (1973) Diskussionsbemerkung. In: Krösl W, Scherzer E (Hrsg) Die Bestimmung des Todeszeitpunktes. Maudrich, Wien, S 350–351

Krayenbühl H, Yaşargil MG (1965) Die zerebrale Angiographie. Thieme, Stuttgart, S 348–349

Kretzschmar K, Wende S (1979) Untersuchungsverfahren bei Bewußtlosen: Apparative Untersuchungsmethoden. Klin Anaesthesiol Intensivther 19: 117–126

Kricheff II, Braunstein P, Korein J, George AE, Kumar AJ (1975) Isotope and angiographic determination of cerebral blood flow. Correlation in patients with cerebral death. Acta Radiol [Suppl] 347

— Pinto S, George AE, Braunstein P, Korein J (1978) Angiographic findings in brain death. Ann NY Acad Sci 315: 168–183

Krösl W (1984) Neuorientierung der ärztlichen Ethik an der Schwelle des Todes. Österr Ärzteztg 39: 1194–1196

— Scherzer E (Hrsg) (1973) Die Bestimmung des Todeszeitpunktes. Kongress Wiener Hofburg, Mai 1972. Maudrich, Wien

Kubicki St (1971) Diskussionsbemerkung. In: Hutschenreuther D, Wiemers K (Hrsg) Intensivbehandlung und ihre Grenzen. Anaesthesiologie und Wiederbelebung 55: 123

Kugler J (1969) Der Hirntod — Elektroenzephalogramm und evozierte Potentiale. In: Penin H, Käufer C (Hrsg) Der Hirntod. Thieme, Stuttgart, S 65–79

— (1981) Elektroenzephalographie in Klinik und Praxis. Thieme, Stuttgart, S 169–170

Langfitt TW, Weinstein JD, Kassell, NF (1965) Cerebral vasomotor paralysis produced by intracranial hypertension. Neurology 15: 622–641

Lanner G, Argyropoulos G (1973) Neuere Aspekte für die Bestimmung des zerebralen Todes. Wien Klin Wochenschr 85: 99–102

Lawin P (1984) Entwicklung und Zukunftsaspekt der Intensivmedizin. Beitr Intensivmed, Bd 3, Karger, Basel, S 143–161

Lepetit JM, Pfefferkorn JP, Dandy A (1974) Échographie pulsatile et perte irréversible des fonctions cérébrales. Ann Anesth Franc 15/3: 101–108

Lesky E, (1972) Van Swieten über Kriterien des Todes. Wiener Klin Wochenschr 84: 244–245

Liebhardt EW, Wuermeling HB (1968) Juristische und medizinisch-naturwissenschaftliche Begriffsbildung und die Feststellung des Todeszeitpunktes. Münch Med Wochenschr 110: 1661–1665

Lindenberg R (1961) Gefäßsyndrome bei intrakranieller Drucksteigerung. Acta Neurochir (Wien) [Suppl] 7: 430–436

Lobstein A, Tempe JD, Payeur G (1969) Retinal fluoroscopy in diagnosis of brain death. Doc Ophthalmol 26: 349–358

Loeb C, Poggio G (1953) Electroencephalograms in a case with ponto-mesencephalic haemorrhage. Electroencephalogr Clin Neurophysiol 5: 295–296

Lorenz R (1969) Kriterien der Hirntätigkeit in bedrohlichen Zuständen — ein Beitrag zur Frage des zentralen Todes. Acta Neurochir (Wien) 20: 303–330

— (1973) The course of vegetative parameters in the terminal stages of neurosurgical diseases. In: Modern aspects of neurosurgery, vol 3. Exc Med Int Congr Series 287: 202–206

Lücking CH (1970) Clinical and EEG findings in "brain death" following severe brain injuries. Electroencephalogr Clin Neurophysiol 29: 209–210

— Struppler A (1973) Elektromyographie beim dissoziierten Hirntod. In: Krösl W, Scherzer E (Hrsg) Die Bestimmung des Todeszeitpunktes. Maudrich, Wien, S 183–186

Lundervold A, Hauge T, Löken AC (1956) Unusual EEG in unconscious patient with brain stem atrophy. Electroencephalogr Clin Neurophysiol 8: 665–670

Lutschg J, Pfenninger J, Ludin HP, Vassella F (1983) Brain-stem auditory evoked potentials and early somatosensory evoked potentials in neurointensively treated comatose children. Am J Dis Child 137: 421–426

Mantz JM, Storck D, Tempe JD, Hammann B (1966) Le coma dépassé. In: Paget M, Hartmann L (Hrsg) Expansion scientifique française, S 235–271

— Tempe JD, Lobstein A, Payeur G, Mack G (1971) A propos des critères de la mort cérébrale: la fluoroscopie retiniene et l'électroretinographie. Rev Med Suisse Romande 91: 757–766

Marguth F, Lanksch W (1973) Klinische Symptome des Hirntodes. In: Krösl W, Scherzer E (Hrsg) Die Bestimmung des Todeszeitpunktes. Maudrich, Wien, S 71–74

Marshall WJS, Jackson JLF, Langfitt TW (1969) Brain swelling caused by trauma and arterial hypertension. Hemodynamic aspects. Arch Neurol 21: 545–553

Marx P (1985) Der plötzliche zerebrale Tod. Pathophysiologie und Klinik mit spezieller Berücksichtigung der Vorläufersyndrome. Fortschr Med 103: 109–113

Matakas F, Cervos-Navarro J, Schneider H (1973) Experimental brain death. 1. Morphology and fine structure of the brain. J Neurol Neurosurg 36: 497–508

McCormick BA (1974) To save or let die. JAMA 229: 172–176

Medical Consultants on the Diagnosis of Death to the Presidents Commission for the Study of Ethical Problems in Medicine and Biomedical and Behavioral Research (1981) Guidlines for the determination of death. JAMA 246: 2184–2186

Mehta AJ, Seshia SS (1976) Orbicularis oculi reflex in brain death. J Neurol Neurosurg Psychiatry 39: 784–787

Mellerio F (1971) Clinical and EEG study of a case of acute poisoning, with cerebral electrical silence, followed by recovery. Electroencephalogr Clin Neurophysiol 30: 254

Minami T, Ogawa M, Sugimoto T, Katsurada K (1973) Hyperoxia of internal jugular venous blood in brain death. J Neurosurg 39: 442–447

Miyazaki Y, Takamatsu H, Tanaka Y, Mikami N, Akagawa S, Sohma T (1972) Criteria of cerebral death: Acta Radiol [Diagn] (Stockh) 13: 318–328

Mohandas A, Chou SN (1971) Brain death. A clinical and pathological study. J Neurosurg 35: 211–218

Mollaret P (1962) Über die äußersten Möglichkeiten der Wiederbelebung. Die Grenzen zwischen Leben und Tod. Münch Med Wochenschr 34: 1539–1545

— Bertrand I, Mollaret H (1959) Coma dépassé et necroses nerveuses centrales massives. Rev Neurol 101: 116–139

— Goulon M (1959) Le coma dépassé (mémoire préliminaire). Rev Neurol 101: 3–15

Molnar L, Soos A (1974) Die ophthalmologischen Symptome des zerebralen und biologischen Todes. Klin Mbl Augenheilk 165: 828–831

Moniz E (1940) Diagnóstico radiológico das obstrucoes carotideas. Bol Soc Port radiol Med 1: 1–9

Moores B, Clarke G, Lewis BR, Mallick NP (1976) Public attitude towards kidney transplantation. Br Med J 1: 629–631

Moorhead JF, Sweny P, Fernando ON (1981) Renal transplant policy. Lancet i: 107

Moseley JI, Molinari GF, Walker AE (1976) Respirator brain: report on a survey and review of current concepts. Arch Pathol Lab Med 100: 61–64

Müller HR (1973) Ultraschalldiagnostik und Hirntodsyndrom. In: Krösl W, Scherzer E (Hrsg) Die Bestimmung des Todeszeitpunktes. Maudrich, Wien, S 171–176

Murphey F, Shillito J Jr (1959) Avoidance of false angiographic localization of the site of internal carotid artery occlusion. J Neurosurg 16: 24–31

Nekovsky VA (1961) Some physiopathologic regularities in the process of dying and resuscitation. Circulation 23: 452–457

Neuhaus GA (1979) Prognose nach Koma nichttraumatischer Genese. Klin Anaesthesiol Intensivther 19: 159–163

Newton TH, Couch RSC (1960) Possible errors in the arteriographic diagnosis of internal carotid artery occlusion. Radiology 75: 766–773

Nissen R (1964) Chirurgisches Dilemma. Dtsch Med Wochenschr 89: 589–594

Nordby HK, Gunnerod N (1985) Epidural monitoring of the intracranial pressure in severe head injury characterized by non-localizing motor response. Acta Neurochir (Wien) 74: 21–26

Nordlander S, Wiklund PE, Asard E (1973) Cerebral angioscintigraphy in brain death and in coma due to drug intoxication. J Nucl Med 14: 856–857

Oftedal SI, Bachen NI, Lundervold A, Sawhney BB (1971) The use of evoked potentials in evaluation of brain death. Electroencephalogr Clin Neurophysiol 30: 273

Oka M, Nishii T, Marusasa Y, Hazama A, Moriwaki H, Arimoto T (1971) Intracranial echo pulsation in brain death, brain tumor and intracranial hypertension. Jpn J Surg 1: 146–154

Okay NH (1969) Angiographic studies of the factors causing slow cervical and intracranial blood flow. Br J Radiol 42: 676–681

Okuma T, Shimazono Y, Narabayash H (1975) Cortical and subcortical electrograms in anestesia and anoxia in man. Electroencephalogr Clin Neurophysiol 9: 609–622

Opderbecke HW (1980) Grenzen ärztlicher Handlungspflicht in der Intensivmedizin. In: Aktuelle Probleme der Intensivmedizin II, Bd 17. Thieme, Stuttgart, S 255–262

Ouaknine GE (1978) Cardiac and metabolic alterations in brain death: discussion paper. Ann NY Acad Sci 315: 252–264

Ouaknine G, Kosary IZ, Braham J, Czerniak P, Nathan H (1973) Laboratory criteria of brain death. J Neurosurg 39: 429–433

— — Ziv M (1973) Valeur du test calorique et de l'électronystagmographie dans de diagnostic des coma dépassé. Neuro-Chirurgie 19: 407–414

Ouaknine GE, Mercier C (1985) La valeur du test a l'atrophine dans la confirmation de la mort cérébrale. Union Méd Canad 114: 76–80

Outwater KM, Rockoff MA (1984) Apnea testing to confirm brain death in children. Crit Care Med 12: 357–358

— — Diabetes insipidus accompanying brain death in children. Neurology 34: 1243–1246

Pallis C (1982) From brain death to brain stem death. Br Med J 285: 1487–1490
— (1983) ABC of brain stem death. The arguments about the EEG. Br Med J (Clin Res) 286: 284–287
— (1985) Diabetes insipidus with brain death (letter). Neurology 35: 1086–1087
Pampiglione G, Harden A (1968) Prognostic value of neurophysiological studies in the first hours following resuscitation: A review of 120 children after cardiac arrest. Electroencephalogr Clin Neurophysiol 25: 91
— — (1968) Resuscitation after cardiocirculatory arrest: prognostic evaluation of early electroencephalographic findings. Lancet i: 1261–1265
Paulson GW, Wise G, Conkle R (1972) Cerebrospinal fluid lactic acid in death and in brain death. Neurology 22: 505–509
Pearcy WC, Virtue RW (1959) The electroencephalogram in hypothermia and circulatory arrest. Anaesthesiology 20: 341–347
Pearson J, Korein J, Braunstein P (1978) Morphology of defectively perfused brains in patients with persistent extracranial circulation. Ann NY Acad Sci 315: 265–271
Pendl G (1973) Die Kriterien des Hirntodes. Dtsch Med Wochenschr 98: 1916–1917
— (1980) Nachweis des Hirntodes. In: Praxis der Nierentransplantation. Schattauer, Stuttgart-New York, S 93–100
— Ganglberger JA, Steinbereithner K, Tschakaloff C (1972) Zerebraler Zirkulationsstillstand in Korrelation mit EEG- und PO_2-AVD-Untersuchungen. Acta Radiol [Diagn] (Stockh) 13: 329–333
— Krenn J, Ganglberger J, Gerstenbrand F, Pateisky K, Steinbereithner K, Tschakaloff C (1972) Der Organspender, eine Aufgabe interdisziplinärer Zusammenarbeit. Intensivmedizin 9: 353–359
Penin H, Käufer Ch (1973) Kriterien des zerebralen Todes aus neurologischer Sicht. In: Krösl W, Scherzer E (Hrsg) Die Bestimmung des Todeszeitpunktes. Maudrich, Wien, S 19–25
Perlman JM (1985) Neonatal cerebral blood flow velocity measurement. Clin Perinatol 12: 179–193
Pfenninger J (1984) Early prediction of outcome after severe head injury in children. Z Kinderchir 39: 223–228
Plum F, Posner JB (1972, 1980) Prognosis in coma and the diagnosis of brain death. In: Diagnosis of stupor and coma. Contemp Neurol Ser 10: 224–239; 19: 313–324
Poole EW, Charters J, Wittrick EK (1970) Evoked cerebral sensory response in the assessment of surviving function in cerebral disaster. Electroencephalogr Clin Neurophysiol 29: 105
Posner, JB (1978) Coma and other states of consciousness: the differential diagnosis of brain death. Ann NY Acad Sci 315: 215–227
Powner DJ (1976) Drug-associated isoelectric EEGs—a hazard in brain death certification. JAMA 236: 1123
Powner DJ, Fromm GH (1975) The electroencephalogram in the determination of brain death (letter). N Engl J Med 300: 502
Pribilla O (1968) Juristische, ärztliche und ethische Fragen zur Todesfeststellung. Dtsch Ärztebl 41: 2256–2259, 42: 2318–2322, 43: 2396–2398

Pribram HWF (1961) Angiographic appearance in acute intracranial hypertension. Neurology 11: 10–21

Prior PF (1975) Early prediction of quality of survival in patients resuscitated after cardiac arrest. Electroencephalogr Clin Neurophysiol 38: 211–212

— Volavka J (1968) An attempt to assess the prognostic value of the EEG after cardiac arrest. Electroencephalogr Clin Neurophysiol 24: 593

Rangel RA (1978) Computerized axial tomography in brain death. Stroke 9: 597–598

Ray CD, Vogel P (1972) Instrumentation for deep brain implantation for the diagnosis of death. Confin Neurol 34: 112–126

Regenbrecht J (1973) Zum Problem der Sterbehilfe. Münch Med Wochenschr 115: 601–603

Reisner H (1973) Einführung zum Thema. In: Krösl W, Scherzer E (Hrsg) Die Bestimmung des Todeszeitpunktes. Maudrich, Wien, S 15–17

— Samec P, Zeiler K (1980) On the complication of cerebral angiography. Neurosurg Rev 3: 23–29

Richter HR (1970) Report of the chairman of the Committee on Cessation of Cerebral Function (International Federation of Societies for Electroencephalography and Clinical Neurophysiology). Electroencephalogr Clin Neurophysiol 28: 536

Riishede J, Ethelberg S (1953) Angiographic changes in sudden and severe herniation of brain stem through tentorial incisure. Report of five cases. Arch Neurol Psychiatr 70: 399–409

Rohrer H (1969) Elektromyographie und Todeszeitbestimmung. In: Penin H, Käufer C (Hrsg) Der Hirntod. Thieme, Stuttgart, S 86–88

Ropper AH (1984) Unusual spontaneous movements in brain-death patients. Neurology 34: 1089–1092

— Kennedy SK, Russel L (1981) Apnea testing in the diagnosis of brain death. J Neurosurg 55: 942–946

Rosoff SD, Schwab RS (1968) The EEG in establishing brain death. A 10-year report with criteria and legal safeguards in the 50 states. Electroencephalogr Clin Neurophysiol 24: 283–284

Rot A, van Till HAH (1971) Neocortical death after cardiac arrest (letter). Lancet ii: 1099–1100

Rowland TW, Donnelly JH, Jackson AH, Jamorz SB (1983) Brain death in the pediatric intensive care unit. A clinical definition. Am Dis Child 137: 547–550

Roxin C (1973) Zur rechtlichen Problematik des Todeszeitpunktes. In: Krösl W, Scherzer E (Hrsg) Die Bestimmung des Todeszeitpunktes. Maudrich, Wien, S 299–302

Rupprecht A, Scherzer E (1962) Über einen Fall von Karotisstenose infolge Hirndrucksteigerung. Wien Z Nervenheilk 20: 169–177

Salah S, Valencak E, Kutscha-Lissberg E, Grunert V (1972) Dans quelle messure l'angiographie est-elle un paramétre de la mort cérébrale? Neurochirurgie 18: 49–52

Saunders MG (1975) Medico-legal aspects of brain death. Handb Electroencephalogr Clin Neurophysiol 12: 129–143

Schafer JA, Caronna JJ (1978) Duration of apnea needed to confirm brain death. Neurology 28: 661–666

Schara J (1975) Die Grenzen der Behandlungspflicht in der Intensivmedizin. Münch Med Wochenschr 117: 1429–1434

Scherzer E, Pendl G (1973) Die terminale perkutane Angiographie des Zerebrums. In: Krösl W, Scherzer E (Hrsg) Die Bestimmung des Todeszeitpunktes. Maudrich, Wien, S 137–154

Schlag G (1973) Kann die Bestimmung der Laktate im Liquor eine Aussage über einen irreparablen zentralen Funktionsverlust geben? In: Krösl W, Scherzer E (Hrsg) Die Bestimmung des Todeszeitpunktes. Maudrich, Wien, S 191–194

Schneider H (1970) Der Hirntod. Begriffsgeschichte und Pathogenese. Nervenarzt 41: 381–397

— (1971) Total cerebral infarction and brain death syndrome. Electroencephalogr Clin Neurophysiol 30: 271–272

Schneider M, Matakas F (1973) Zur Morphologie des Hirntodes. In: Krösl W, Scherzer E (Hrsg) Die Bestimmung des Todeszeitpunktes. Maudrich, Wien, S 213–221

Schrader H, Hirschauer M, Mundinger F, Krainick JU (1973) Diagnose des intravitalen Hirntodes mit der zerebralen Radio-Isotopen-Angiographie. Fortschr Röntgenstr Beiheft: 86–87

Schröder R (1978) Chronomorphology of brain death. Adv Neurosurg 5: 346–348

Schroeder SA, Showstack JA, Schwartz J (1981) Survival of adult high-cost patients. JAMA 245: 1446–1449

Schulz H (1977) Thesen zum Stellenwert klinischer und paraklinischer Untersuchungsmethoden bei der Feststellung des Hirntodes. Dtsch Gesundh-Wesen 1: 1201–1202

Schuster H-P, Busch H, Busch G, Niemczyk H, Braun P, Knolle J, von Ungern-Sternberg A, Lang K (1970) Klinische und elektroenzephalographische Beobachtungen beim dissoziierten Hirntod bei Patienten eines internistischen Intensivpflegezentrums. Wiederbel Organers Intensivmed 7: 10–27

Schwartz JA, Baxter J, Brill DR (1984) Diagnosis of brain death in children by radionuclide cerebral imaging. Pediatrics 73: 14–18

Schweizerische Akademie der Medizinischen Wissenschaften (1977) Richtlinien für die Sterbehilfe. Dtsch Ärztebl 74: 1933–1937

— (1983) Richtlinien für die Defination und die Diagnose des Todes. Schweiz Ärztezeitung 64: 810–811

Seeley LJ (1954) Electroencephalographic recording of a death due to nontoxic causes. JAMA 156: 1580

Shalit MN, Beller AJ, Feinsod M, Drapkin AJ, Cotev S (1970) The blood flow and oxygen consumption of the dying brain. Neurology 20: 740–748

Shilds CB, McGraw CP, Garretons HD (1984) Accurate intracranial pressure monitoring: technical note. Neurosurgery 14: 592–593

Silverman D (1975) Electroencephalographic recording techniques for suspected cerebral death. Handb Electroencephalogr Clin Neurophysiol 12: 122–128

Silverman J, Masland R, Saunders MG, Schwab RS (1969) EEG and cerebral death. The neurologist's view. Electroencephalogr Clin Neurophysiol 27: 549

Spann W (1973) Die Bestimmung des Todeszeitpunktes aus gerichtsärztlicher Sicht. In: Krösl W, Scherzer E (Hrsg) Die Bestimmung des Todeszeitpunktes. Maudrich, Wien, S 263–266

— Kugler J, Liebhart E (1967) Tod und elektrische „Stille im EEG". Münch Med Wochenschr 109: 2161–2167

Speckmann EJ, Caspers H (1963) Verschiebung des kortikalen Bestandspotentials bei Atemstillstand. Pflügers Arch Ges Physiol 278: 76

Sporken P (1982) Rechte und Verantwortlichkeit des Arztes und des Kranken. In: Schara J (Hrsg) Humane Intensivtherapie. Perimed, Erlangen, S 47–56

Starr A (1976) Auditory brain stem responses in brain death. Brain 99: 543–554

Steinbach F (1973) Rechtslage bei der Bestimmung des Todeszeitpunktes. In: Krösl W, Scherzer E (Hrsg) Die Bestimmung des Todeszeitpunktes. Maudrich, Wien, S 271–275

Steinbereithner K (1969) Der Organspender. Österr Ärzteztg 24: 2061–2063

— (1969) Grenzgebiet zwischen Leben und Tod. Anästesiologische Probleme. Wien Klin Wochenschr 81: 530–533

— (1973) Diskussionsbemerkung. In: Krösl W, Scherzer E (Hrsg) Die Bestimmung des Todeszeitpunktes. Maudrich, Wien, S 245

Stickel DL (1979) The brain death criterion of human death. An analysis and reflection on the 1977 New York Conference on Brain Death. Ethics Sci Med 6: 171–198

Stöhr M, Dichgans J, Diener HC, Buettner UW (1982) Evozierte Potentiale. Springer, Berlin Heidelberg New York

Tapie P, Feblot P, Tuillas M, Lepetit JM, Croguennec JM (1985) Potentiels evoques auditifs precoces du tronc cérébral dans la mort cérébrale. Rev Electroencephalogr Clin Neurophysiol 14: 329–332

Task Force on Death and Dying (1976) Refinements in criteria for the determination of death: An appraisal. JAMA 221: 48–53

Tentler RL, Sadove M, Becka DR, Taylor RC (1957) Electroencephalographic evidence of cortical "death" followed by full recovery: protective action of hypothermia. JAMA 164: 1667–1670

Tomlin PJ, Martin JW, Honigsberger L (1981) Brain death—retrospective surveys. Lancet i: 378

Tomlinson T (1984) The conservative use of the brain death criterion—a critique. J Med Philos 9: 377–393

Trojaborg W, Jørgensen EO (1973) Evoked cortical potentials in patients with "isoelectric" EEGs. Electroencephalogr Clin Neurophysiol 35: 301–309

Tschakaloff Ch (1973) Diskussionsbemerkung. In: Krösl W, Scherzer E (Hrsg) Die Bestimmung des Todeszeitpunktes. Maudrich, Wien, S 246

Uematsu S, Smith TD, Walker AE (1978) Pulsatile cerebral echo in diagnosis of brain death. J Neurosurg 48: 866–875

Van Till d'Aulines de Bourouill HAH (1976) Legal aspects of the definition and diagnosis of death. Handb Clin Neurol 24: 787–828

Vatne K, Nakstad P, Lundar T (1985) Digital substraction angiography (DSA) in the evaluation of brain death. A comparison of conventional cerebral angiography with intravenous and intraarterial DSA. Neuroradiology 27: 155–157

Veatch RM (1975) The whole-brain-oriented concept of death: as an outmoded philosophical formulation. J Thanatol 3: 13–30

— (1978) The definition of death: ethical, philosophical, and policy confusion. Ann NY Acad Sci 315: 307–321

Veatch RM (1979) Defining death: the role of brain function. JAMA 242: 2001–2002

Visser SL (1969) Two cases of isoelectric EEGs. Electroencephalogr Clin Neurophysiol 27: 215

Vlahovitch B, Frerebeau P, Kuhner A, Stopak B, Allais B, Gros C (1972) Arrêt circulatoire intracrânienne dans la mort du cerveau. Acta Radiol [Diagn] (Stockh) 13: 334–349

Vlahovitch G, Frerebeau P, Kuhner A, Billet M, Gros C (1971) Les angiographies sous pression dans la mort du cerveau arrêt circulatoire encephalique. Neurochirurgie 17: 81–96

Wachsmuth W (1985) Reden und Aufsätze 1930–1984. Springer, Berlin Heidelberg New York Tokyo

Walker AE (1978) Ancillary studies in the diagnosis of brain death. Ann NY Acad Sci 315: 228–240

— (1978) Pathology of brain death. Ann NY Acad Sci 315: 272–280

— (1981, 1985) Cerebral death. 2nd edition 1981 und 3rd edition 1985. Urban & Schwarzenberg, Baltimore München 1981

— Molinari GF (1977) Sedative drug surveys in coma. How reliable are they? Postgrad Med 61: 105–109

Warter J, Mantz JM, Hammann B (1962) Anencephalie aigue. Presse Méd 70: 956

Wawersik J (1968) Kriterien des Todes unter dem Aspekt der Reanimation. Chirurgie 7: 345–348

Weiman HM (1974) Artefakte im Elektroenzephalogramm. Zschr EEG-EMG 5: 1–13

Weissauer W (1984) Grenzen der Behandlungspflicht. Beitr Intensiv-Notfallmed, Bd 3. Karger, Basel, S 161–168.

Wertheimer P, Jouvet M, Descotes J (1959) A propos du diagnostic de la mort du système nerveux — dans les comas avec arrêt réspiratoire traités par réspiration artificielle. Presse Méd 67: 87–88

Wiemers K (1973) Diskussionsbemerkung. In: Krösl W, Scherzer E (Hrsg) Die Bestimmung des Todeszeitpunktes. Maudrich, Wien, S 349–350

Wilks RJ, Chatrian GE, Lettich E (1971) The electroretinogram during terminal anoxia in humans. Electroencephalogr Clin Neurophysiol 31: 246

Winter A (1969) The moment of death. Thomas Ch C, Springfield, Ill

Wissenschaftlicher Beirat der Bundesärztekammer (1982) Kriterien des Hirntodes. Entscheidungshilfe zur Feststellung des Hirntodes. Dtsch Ärztebl 779: 45–55

Wolfle D (1970) Dying with dignity. Science 168: 1403

World Medical Association (1968) Declaration of Sydney 9. 8. 1968. Br Med J 3: 493–494

Wrigley PFM, Eldon SP, Whitty CWM (1967) Normal cerebral function with bilateral carotid occlusion. Br Med J 1: 93–94

Younger SJ, Bartlett ET (1983) Human death and high technology: the failure of the whole-brain formulations. Ann Intern Med 99: 252–258

Zander E, Cornu O (1970) Les critères de la mort cérébrale. Revue critique de 90 cas. Schweiz Med Wochenschr 100: 408–414

Zettler H (1975) Einführung in die Problematik des Hirntodes. Zbl Chir 100: 397–402

Sachverzeichnis